JN050547

POSITIVE
MANAGEMENT
IN NURSING

第2版
増補版

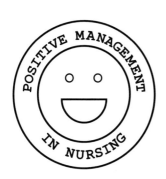

主体性を高め
チームを活性化する！

看護のための
ポジティブ・マネジメント

手島　恵●編集

千葉大学大学院看護学研究院・教授

主体性を高めチームを活性化する！
看護のためのポジティブ・マネジメント

発　行　2014 年 3 月 1 日　第 1 版第 1 刷
　　　　2016 年 9 月 15 日　第 1 版第 5 刷
　　　　2018 年 12 月 1 日　第 2 版第 1 刷
　　　　2021 年 5 月 15 日　第 2 版第 2 刷
　　　　2023 年 8 月 1 日　第 2 版増補版第 1 刷 ©

編　集　手島　恵
発行者　株式会社　医学書院
　　　　代表取締役　金原　俊
　　　　〒113-8719　東京都文京区本郷 1-28-23
　　　　電話　03-3817-5600（社内案内）
印刷・製本　アイワード

本書の複製権・翻訳権・上映権・譲渡権・貸与権・公衆送信権（送信可能化権
を含む）は株式会社医学書院が保有します．

ISBN978-4-260-05277-1

本書を無断で複製する行為（複写，スキャン，デジタルデータ化など）は，「私
的使用のための複製」など著作権法上の限られた例外を除き禁じられています．
大学，病院，診療所，企業などにおいて，業務上使用する目的（診療，研究活
動を含む）で上記の行為を行うことは，その使用範囲が内部的であっても，私的
使用には該当せず，違法です．また私的使用に該当する場合であっても，代行
業者等の第三者に依頼して上記の行為を行うことは違法となります．

JCOPY 〈出版者著作権管理機構　委託出版物〉
本書の無断複製は著作権法上での例外を除き禁じられています．
複製される場合は，そのつど事前に，出版者著作権管理機構
（電話 03-5244-5088，FAX 03-5244-5089，info@jcopy.or.jp）の
許諾を得てください．

真の偉大さは喜びの中でも苦難の中でも
楽しむ力があることで見分けがつく

ロマン・ロラン（1866-1944）

執筆者一覧

◎編集

手島　恵　千葉大学大学院看護学研究院・教授

◎執筆（執筆順）

手島　恵　千葉大学大学院看護学研究院・教授

渡邉博幸　学而会木村病院・院長 / 千葉大学社会精神保健教育研究センター・特任
　　　　　教授

市瀬博基　グロービス経営大学院・准教授

髙野洋子　長浜赤十字病院・看護部長

小関次子　公益財団法人東京都保健医療公社荏原病院・看護副部長

酒井富美　松山赤十字病院・看護副部長

入江昭子　帝京大学ちば総合医療センター・看護部長

大林由美子　山口赤十字病院・看護部長

堀内由美　相馬中央病院・看護部長

長妻純子　松戸市立総合医療センター・看護師長

早川祥子　国立国際医療研究センター病院・看護師長

辻　千芽　金沢大学附属病院・看護部長

第2版・第2版増補版の序

2014年3月に出版された本書（初版）を多くの方にお読みいただき，感謝しております。初版は，韓国の出版社 HanEon により翻訳刊行され，『Excellent Nursing』というタイトルで現地の書店にも並びました。

初版をまとめながら，こういうことも必要ではないかと思ったことが，いかに「心を整えるか」ということです。アメリカにおりましたとき，気功のワークショップに参加しました。そこで，少林寺拳法の達人でもある講師のスペイン人医師が，さざ波の例を用いて，次のような話をしていました。

湖面にさざ波がたつと，月のかたちが歪んで見える。心にさざ波がたつと，ものごとがありのままに映らないので，心の静けさを保つようにしなければいけない。

身動きもできないような困難な課題に直面したとき，心のさざ波を最小限にし，ありのままを見て，どのように最善策を考えるのか。その手がかりになる，心の整え方について，千葉大学社会精神保健教育研究センター治療・社会復帰支援研究部門特任教授の渡邉博幸先生にご執筆をいただきました。ありのままの現実を受け止めたうえで，何ができるか，最善を尽くすのが真の楽観主義であり，ポジティブ・マネジメントの神髄であると考えます。

渡邉先生の原稿に集団浅慮について書かれていたのを読み，触発されて過度な楽観主義が危険な意思決定を招くということについて，加筆いたしました。集団の同一性を求める組織では，強いリーダーの意向を忖

度し，誤った方向に行かないとも限りません。

　本書の副題になっている「主体性を高める」ことは，管理者のみならず，教育にかかわる方々にとっても関心が高いと思われます。そこで，第2版では，"Z世代"と呼ばれる1990年代後半以降に生まれた今の学生や新人の特徴や価値観について触れたうえで，どのように主体的な学習を促すか，その具体的な方法について加筆しました。多くの可能性をもっている，次世代の人たちの強みに，私たち管理者や教育者は，どれほど気づいていただろうかと思います。

　初版からご執筆いただいている市瀬博基先生には，よりわかりやすく理解できるよう，新たに図を追加していただきました。

　2018年6月の梅雨の晴れ間のある日，東京湾アクアラインで羽田空港に向かう途中に，第Ⅳ章の6つの事例の原稿を読みました。そのときの感動は，広がる空と海の青さとともに今でも心に刻まれています。6名の看護管理者が毎日の実践を重ねながら，組織，ひいては社会に貢献する様子が思い浮かべられ，胸が熱くなりました。皆様にも，きっとこの感動が届くことと思います。

　第2版増補版では，COVID-19禍でのポジティブ・マネジメントに関する取り組みの事例を3名の看護管理者にご執筆いただきました。先が見えづらい中において，この状況をどのように乗り越えるかのヒントを与えてくれることと思います。

　最後に，第2版増補版の出版にあたって，多大なご理解とご支援をいただきました，医学書院常務取締役の堀口一明氏，編集部の高倉葉子氏，大石橋拓也氏に心よりお礼を申し上げます。

2023年春　　手島　恵

初版の序

　この『看護のためのポジティブ・マネジメント』が出版されるまでに
は3年にわたる道のりがありました。2010年12月5日に，北海道医
療大学大学院看護福祉学研究科の石垣靖子先生が主催されたゼミの研修
会で，「ポジティブな見方と看護管理」のテーマで講演をする機会をい
ただきました。外は雪景色でしたが参加者の熱気につつまれたその会場
に，偶然，札幌出身の医学書院編集者，小齋　愛さんが同席されており，
この本の出版をという話になったのです。

　ところが，企画が進みつつある2011年3月11日に東日本大震災が
起こりました。なんということか……と途方に暮れ，ポジティブな見方
どころではない時間が過ぎました。

　当時，日本赤十字社の本社で看護係長として被災者支援の仕事をしな
がら山口赤十字病院で退院支援のプロジェクトをしていたのが大林由美
子さんです。地震による被災に原子力発電所の事故が加わり，避難区域
ぎりぎりに位置している福島県の相馬市総合病院で看護部長として病院
を支えていたのが堀内由美さんです。お2人は，この大変な状況にあ
りながら修士研究に取り組み続けました─第IV章にその取り組みが収載
されています。どのようなときも常に前を向いて取り組む彼女たちの姿
に励まされ，こういうときだからこそ，ポジティブな視点で管理をする
ことの重要性を伝える本書をまとめることが大切なのだと思うようにな
りました。

6 つの事例を書いてくれた皆様，授業やプロジェクトの取り組みを通してたくさんのヒントをくださった院生の皆様，たくさんの示唆をくださり，ポジティブ・マネジメントの手法について原稿をお寄せくださいました市瀬博基先生に心より感謝いたします。

　急速な少子高齢化による課題に，さまざまな対策が提言されています。これまで通りにはいかない時代に，どのように看護管理者として仕事をしていくか。ないものを数えるのではなく，あるものの価値を見出し，未来を見据えて力を合わせていく時代になります。

　本書が，看護管理者の皆様の創造力をかきたてるヒントになってくれることを願っています。

　医学書院の編集者小齋　愛氏には，出版の企画立ち上げから困難な状況の中，本書の出版に向けて励まし続けていただき，また山内　梢氏には，ラストスパートに向け表紙やレイアウトにポジティブなニュアンスを表現していただきました。お 2 人の細やかなご支援に感謝しております。

　本書の出版を支えてくださいました多くの皆様に心よりお礼を申し上げます。

2013 年冬　　手島　恵

目次

ブックデザイン●デザインワークショップジン

さまざまな施設の取り組みを
看護師のための web マガジン「かんかん!」にて掲載中

QR コード	URL
	http://igs-kankan.com/article/2018/10/001141/ index.html

ものの見方・考え方と
看護管理・教育

　　管理者や教える人の考え方や行動は，組織に大きな影響をもたらします。ここでは，まず日ごろ自分たちがどのようにものを見ているのかを改めて見つめ直します。そのうえで，組織開発にあたって，直面する現状をどう分析し，何に焦点を当て，どうアプローチしていけばよいかを考えていきたいと思います。

1 | なぜものの見方が 大切なのか

　「悲観主義は気分によるものであり，楽観主義は意志によるものである。気分にまかせて生きている人はみんな，悲しみにとらわれる。否，それだけではすまない。やがていらだち，怒りだす」—アランは『幸福論』の中でこのように述べています[1]。前向きに，ポジティブにものを見るためには，必ず，意思と努力，そして行動が必要なのです。マザー・テレサのよく知られている言葉（表1-1），マーガレット・サッチャーが幼少期に父から教えられた言葉，ガンジーの言葉，ヒンドゥー教の教え，日本ではプロ野球やサッカーの選手が好んで伝える言葉にも類似したものがあります。

　看護管理者の行動は，看護職のスタッフのみならず，他の医療チームメンバーや管理職，そして患者とその家族など，多くの人に影響を及ぼします。日ごろ，自分の判断のよりどころが，どのような考え方にもとづいているのか，まず，「ものの見方」について考えてみましょう。

表1-1 | マザー・テレサの言葉

思考に気をつけなさい，それはいつか言葉になるから。
言葉に気をつけなさい，それはいつか行動になるから。
行動に気をつけなさい，それはいつか習慣になるから。
習慣に気をつけなさい，それはいつか性格になるから。
性格に気をつけなさい，それはいつか運命になるから。

1 　機械論的世界観とは何か

　17世紀に起こった科学革命では，機械論的世界観というものの考え方が提唱されました。これは，ある原因には必ずある結果（因果関係）があり，それが階層的に積み上がっていく（還元主義）というものの見方です。同じ条件下では再現性があり，予測が可能であることを前提としており，精神・心理状態や意志といった概念は除外されています。人間や組織を機械に見立て，悪いところは部品のように取り替えることで最善の結果が得られると考える機械論的世界観は，経済学や経営学に波及し現在の社会の発展に重要な役割を担ってきました。

　しかし，物事が複雑になればなるほど，機械論的世界観では対処が難しくなります。ゴールマンは心をもつ人にかかわる医療での問題を機械論的世界観によって考えることには問題があり，経済優先の医療から不利益を被っているのは，患者だけではなく医師も同じである，と医師の言葉を引用して指摘しています[2]。田坂は，企業とは1つの生き物であり，機械のように意のままに設計し管理できるものではないと述べたうえで，これまでの機械論的世界観の発想を超えた生命論的世界観にもとづき，自己組織化や進化を促していく知恵をもつことの重要性を述べています[3]。

2 　生命論的世界観とは何か

　私たちは人間であり，命をもった生物です。ゆえに人を機械になぞらえて考えるよりも，自然や生物システムから学ぶことを前提としたものの見方が必要であると気づいた―それが生命論的な新しい世界観です。

生物の特徴としては，開放系，自己組織化，創発的進化，環境との結びつきなどが挙げられます。ナイチンゲールは『看護覚え書』の中で，「看護がしなければいけないことは自然が働きかけることができるような最善の状態に患者を置くことである」と述べ，自己治癒力の重要性をすでに示唆しています。自己の存在の境界を超えていく自己超越の概念はニューマン，パーシー，ワトソンの看護理論に散見されます。

　次に2つの世界観を比較した表1-2にもとづいて，ものの見方の変遷を概説してみたいと思います[4]。従来の機械論的世界観では，ある一点の静止した状態，その構造の理解，部分に焦点が当てられてきました。

表1-2 | ものの見方

	古い世界観	新しい世界観
名　称	機械論的 西洋的	生命論的 東洋的
	実証主義	統一・変容的／解釈主義 社会構成主義
特　徴	閉鎖系，直線的，因果関係，予測可能，コントロールできる	開放系，非直線的，予測不可能，コントロールできない，自己組織化的，進化，環境との結びつき（関係）
	静止した状態 構造 部分ならびに個人	動き，開放的 過程 全体（関係）
視　点	客観的	主観（自己）を含む
	外から直す	自己のもつ能力（自然治癒力） 全体の調和
働きかけ の手段	言葉（指導・教育），行動，五感	非言語的伝達・存在，五感を超えた何か
価　値	効果，効率，量	その人にとっての意味，質

〔手島　恵：週刊医学界新聞第2283号．連載　ものの見方・考え方と看護実践（2）新しい世界観とは何か．医学書院，1998〕

また，客観的なリアリティの世界は私たちから独立した存在だと信じてきたので，客観的予測，客観的評価が重要でした。一方，生命論という新しい世界観では，私たちの存在は環境から独立しているわけではないので，現象を記述する際に自己や自己との関係を除外するのではなく，それらをも含んで見ること，そして関係性の変化を継続的にとらえることが大切だと考えられるようになってきました。

新しい世界観では，五感だけでなくそれを超えた知が注目されています。これは看護の領域でも明らかで，詩，芸術，隠喩を用いたコミュニケーションやケアリングならびに癒しを考慮した現象への説明が試みられています[5]。人間を機械としてみると，その機能や効率性，効果に価値がありました。生命という観点からとらえると，その質やその人にとっての意味が重要になってきます。

組織は人間，すなわち，1人ひとりの集合で構成されると考えると，機械論的な見方をするよりも，生命論的な見方でとらえていくことのほうが，理にかなっていると思われます。ゴールマンは『SQ 生き方の知能指数』のプロローグで，「新しくわかってきたこととして，人生でかかわり合う人々から受ける作用によって気分だけでなく身体そのものが影響され形成されることを自覚して，賢明に行動しなければならない。また，逆に，自分自身が他人の情動や健康にどのように影響を与えるかも，よく考えてみなければならない」と述べています[2]。

3 対話型の組織開発

組織開発の実践におけるあらゆる事例は，その人の世界観と世界のかかわり方をかたちづくる理論，信念，前提，および価値観の組み合わせからなるマインドセットの産物だといわれています[6]。

最近，注目されている対話型の組織開発は，表Ⅰ-2に示したような「ものの見方」の新しい世界観と一致しています。そこでは，管理者がコントロールしようとするのではなく，職場のメンバーとともに自分たちのものの見方や前提について対話を通して探究すること，そして，その探究を通して自分たちの見方や前提に見直しが起こり，話し合いの「語られ方」が変わることが重要とされています[7)]。

　その例の1つとして，急性期病院で身体抑制のない看護を行っている金沢大学附属病院の取り組みは，まさに対話型の組織開発です。最初は必ずしもすべての看護師や医師が身体抑制をしないことに賛成していたわけではなかったのが，対話の場と時間，経験を共有することによって，組織全体での取り組みになっていきました。「身体抑制しないこと」をマニュアル化してルールが独り歩きするのではなく，1人ひとりの患者に寄り添った真のケアがなおざりにならないようにしていくことの重要性が述べられています[8)]。

　さらに，組織図も，職務記述書も，肩書きもないという，従来のマネジメントの常識を覆す次世代の進化型組織の例として，オランダで地域密着型の在宅ケアサービスを提供するビュートゾルフ[1]が挙げられます[9)]。ビュートゾルフでは，ミッション・ステートメントというかたちで組織の存在目的は定義されておらず，常に仲間たちと組織の目的について対話しているそうです。常に存在目的を口に出して表現することで，目的がいきいきと進化し続けていき，また（明文化しないからこそ）それが拘束力にならずにすんでいることに彼らは気がついているのです。つまり，組織を機械ではなく，生き物としてとらえれば，1人ひとりが，自らが何者かを認識し，創造性を発揮し，存在の声に耳を傾

1
ビュートゾルフは看護師を中心とする小規模な自律型チームで，ケアマネジメントから訪問看護，介護まで提供している。

け，使命に向かって進んでいくというのです[10]。

　このように，明文化や統制に象徴される従来の西洋型の組織管理と
まったく異なるかたちで，1 人ひとりが組織の向かうべき方向，自分の
あり方を考え，組織が進化し続けている例が身近にもあるのです。

2 組織感情とポジティブ・マネジメント

　人材マネジメント，産業心理学，組織行動に関する理論と研究の対象は，従業員の認知と行動にほぼ限定され，感情は多くの場合，無視されてきました。しかし，この見落としが，21世紀に入って急速に修正されてきています[11]。

1 ポジティブ・マネジメントとは

　"ポジティブ心理学"は，心理学者であるアブラハム・マズローが1954年に最初に使った言葉です。後にマーティン・セリグマンがアメリカ心理学会の会長になったことを契機に，幸せやウェル・ビーイング（well-being）といった人間的な側面を重視し，人の強みに焦点を当てた心理学を発展させてきました[12]。現在では，神経生理学との協働で，その理論検証が行われるようになっています。個人と集団の強みに焦点を当て，ポジティブな成果，過程ならびに組織やメンバーの特徴，成功，回復力，徳性というような領域の研究は，ポジティブ組織研究（Positive Organizational Scholarship；POS）として，新たな研究学派を生み出しました。

　ポジティブという言葉は，広い意味で使われており，統一した見解があるわけではありません。図1-1に，日本でポジティブとネガティブという言葉がどのように使われているかを示しました。この領域の研究

| positive | 肯定的，積極的，前向き，楽観的 | negative | 否定的，消極的，後ろ向き，悲観的 |

図1-1 | ポジティブとネガティブ—言葉の意味

が始まったころは，楽観性や幸せなどのポジティブ心理学の研究に対して，ネガティブなテーマを研究する人々からの批判が多くありました。例えば，ネガティブな現象を無視している，エリート（経営者）の視点に偏っている，慎重に定義していない，などの批判です。しかし，実証的な研究の努力が積み重ねられ，POS の領域で過去 10 年にわたって取り組まれてきた研究を総括すると，ポジティブ心理学の研究は，

①ユニークなレンズ，あるいは異なった視点をもつ

②並はずれたポジティブな成果あるいはポジティブに逸脱した結果に焦点を当てる

③困難な状況に対処することができる性質を培う肯定的な逸脱

④徳や人間としての至高の状態の検証

の 4 領域にまとめられています[13]。

ポジティブ・マネジメントは，ポジティブ心理学や POS の研究成果を活用しながら，雇用者を動機づけ，成果を促進し，創造的でいきいきと，かつ尊重された関係によって組織の目標を達成し維持するという広範囲の方略を指します。

2 ポジティブ・マネジメント再考

❶ポジティブ・マネジメントの誤解

　ポジティブ・マネジメントは，その"ポジティブ"という言葉から，ただただ明るい，誰にでもやさしくする，柔軟すなわち適当でいい，ニコニコする，楽しいお祭り騒ぎ，祈れば叶うといった類のポジティブ・シンキングと同じように理解されることが多いようです。しかし，ポジティブ・マネジメントは，現実に目を向けず，ただひたすらに明るい方向を見る，あるいは祈れば叶うといったポジティブ・シンキングではなく，ポジティブ心理学や組織開発の実証的な知見を管理や実践に活用することで，1人ひとりが主体的に物事に取り組めるようにして組織を活性化させることをめざす管理手法のことです。また，ポジティブ・マネジメントでは，管理者のプロフェッションとしての高い意識と自己規制を求めています[14]。

　さらに，その他に誤解されていることとして，管理者としての重要な特性として示される楽観主義（オプティミズム）は，ラテン語で「可能な限りの最善」を意味するオプティマムに由来するもので，本来の意味は「物事の明るい面」や「グラスに水が半分もある」といった概念とは無縁であると，脳科学者のフォックスは解説しています[15]。

❷集団浅慮（集団思考）

　過度な楽観主義にある中で，リーダーが強いリーダーシップを発揮してしまうと，成員がリーダーからの承認を得ようと互いに競い合ってしまうと考えられています。白樫はリーダーがそれを容認する態度をとれば，言動を集団で一致させることに重きが置かれ，危険な意思決定に

走ってしまうと指摘しています[16]。このように，成員が集団となることでかえって誤った意思決定がなされることを集団浅慮（集団思考）といい，米国の政治心理学者ジャニスは3つのタイプと8種類の兆候を提示しています（表I-3）[17]。

　表I-3に示されている兆候が組織にある場合は，注意が必要です。このような組織に，公平なリーダーシップの欠如や外部からのストレスなどの諸要因が加わると，集団斉一性を求める傾向が集団内に強まり，集団的合理化や，対立する集団を批判的にステレオタイプ化するなどの集団浅慮的症状が生じ，意思決定を誤ってしまうおそれがあります。

　このような状況を回避するためには，多数の選択肢を準備する，リーダーは会合の最初から発言することを控える，時にはリーダー不在の会議を設ける，いくつかのサブ・グループに分かれて討議する[16]，あえて反対の意見を述べる，などの工夫をすることが必要です。多数派や強い意見だけを取り上げるのではなく，少数派や対立する人の意見に耳を傾けて多様性を確保したり，代替案を十分に精査したりすることが適切な

表I-3 | 集団思考

タイプI：集団の力と道徳性への過大評価	
1	過度な楽観主義が支配的となり，リスクに対して鈍感になる
2	集団に固有の道徳性あるいは規範を無批判に受け入れて，決定後の倫理的，道徳的結果を無視する。あるいは，結果を合理化してしまう
タイプII：閉鎖的な思考	
3	その集団にとって不都合な情報や警告などを割り引いて解釈する。またそのように集団で努める
4	対立する利害をもつリーダーを悪人であるとか，賢くないとかステレオタイプ化してみる
タイプIII：集団斉一性の圧力	
5	集団から逸脱しないように，自らの言動を自己検閲する
6	全員一致への幻想が多数派の問題行動を強化
7	異議を唱えたりなどの逸脱行動をとる者に対して直接的な圧力がかかる
8	不都合な情報から集団を守る監視人が現れる

（齋藤　勇・編：対人社会心理学重要研究集1，誠信書房，1987より一部改変）

意思決定をするうえで重要です。

❸ネガティブ・ケイパビリティ

　看護理論家のニューマンは，『拡張する意識としての健康』の中で，「つらく一見不能に見える状況は，人間の生活の複雑さを示しているにすぎず，深いレベルで葛藤があるときには，一方的な見方をしないこと」と「矛盾や逆説を包み込めるくらいに心を広げること」の必要性を述べています[18]。

　フォックスは「本来のオプティミズム（楽観性）とは，むしろ，世界を善悪込みであるがまま受け入れ，なおかつ，そこに潜むネガティブなものに屈しないことであり，不屈の楽観は，楽観とは一見かけはなれた状況でも，自然に生まれてくるものではないか」と，過酷なアウシュヴィッツを体験したプリーモ・レーヴィの自伝を引き合いに出して解説しています[19]。

　どうにも変えられない，とりつくすべもない事柄に，解決しなくても，わけがわからなくても持ちこたえていくことができる能力—ネガティブ・ケイパビリティを教育者がもつことの重要性について帚木が述べています。世の中には，理不尽と思われることも多く，また，すぐに解決できる問題だけがあるわけではないので，問題解決能力だけでなく，性急に問題を解決してしまわない能力であるネガティブ・ケイパビリティを身につけることが重要となります[20]。これは，ポジティブ心理学の研究領域の1つであるレジリエンス（回復力，克服力）に類似している概念です。ポジティブ・マネジメントとは，ネガティブ・ケイパビリティの特徴にあるように，性急に事実や理由を求めるというより[21]，不確かさに耐え，最善を尽くすということでもあります。

ポジティブ・マネジメントの効果

ポジティブ心理学やPOSの研究は普遍性を求めて，多くは，実証的な手法で行われています。ここでは，ポジティブ・マネジメントにかかわる効果について，最新の研究を紹介しながらみていきたいと思います。

❶ポジティブな組織風土の重要性

病院で清掃業務を行う人を対象とした研究におけるインタビューの結果，目を合わせたり，会話をはずませたりというような「丁寧な対応により存在を認められること」，「グループメンバーとして扱うこと」，仕事に関連する情報を提供して「仕事をしやすくすること」，仕事ぶりを見たり努力を認めたりする「ポジティブなコミュニケーション」が，仕事に価値を感じるかかわり方であることが明らかにされています[22]。

いきいきと熱意があり，知識や技能の習得を進めながら仕事で成功している人についての7年間にわたる研究から，仕事への熱意を引き出し続ける環境づくりには，①判断の裁量を与える，②情報を共有する，③ぞんざいな扱いを極力なくす，④成果のフィードバック，⑤多様化の促進，の5つが大切であることが明らかになっています[23]。

またスプレイツァーらは，「ポジティブで丁寧な風土は，人が組織に参画し貢献する前向きなエネルギーに拍車をかける一方で，無礼な環境は人に嫌な感じを与え，エネルギーを枯渇させ，学習強化にかかわる何かにチャレンジする傾向を減ずる」と言及しています[23]。

武蔵野赤十字病院では，看護管理研修のプロジェクトの一環として，看護師長による1週間にわたるスタッフへの承認が職場風土に与える影響を調べるという試験的な取り組みが行われました。看護師長がスタッフの反応や管理職としての自分を振り返って評価したところ，対話

や会話が増えただけではなく，職場風土における自身の影響力に気づき，管理職としての行動が変化したと報告されています[24]。

❷リーダーが組織に及ぼす影響

　リーダーも，仕事の意味の形成に大きな役割を果たしています。リーダーは，使命，目的，目標，そして組織のアイデンティティを各々の仕事に意味づけるように発言します。研究者が特に強調しているのは，変革的リーダーシップのフォロワーとの意味深い関係についての成果，すなわち，より高い集団の目的・使命，ビジョンに向けてフォロワーの関心を変容させる育成，知的な刺激，励ますことによって求められる成果を出すことです[25]。

　85 のセールスチームを対象とした研究では，ポジティブな雰囲気をもったリーダーは直接的にチームの営業成績を上げただけでなく，顕在的かつ潜在的な過程への介在を通して間接的にも貢献していました[26]。また，自己管理にかかわるグループの実証的研究では，リーダーのポジティブな雰囲気は，ネガティブな雰囲気よりもメンバーに与える影響が

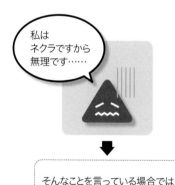

私は
ネクラですから
無理です……

そんなことを言っている場合では
ありません。管理者としてのプロ
意識をもちましょう！

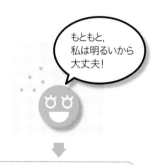

もともと，
私は明るいから
大丈夫！

周りの人たちが明るく元気になる
ようにすることが大事です。自分
だけが明るくて，周りの人が迷惑
しているのは，考えものですね。

| ポジティブ・マネジメントよくある話

大きいことが明らかになりました。また，ポジティブな雰囲気のリーダーのもとでは，費やす努力は少なく，チームワークがとれ，共同作業が進むことがわかりました[27]。

近年，医療のチームや組織においてもリーダーの行動や態度は重視されています。『WHO 患者安全カリキュラムガイド─多職種版』には，効果的なチームリーダーの役割の1つとして，メンバーの士気を高め，前向きなチーム文化を維持するという項目が掲げられています[28]。

❸ほめる・承認することの大切さ

マグネットホスピタルの5つの要素の1つでもある，変革型リーダー（transformational leader）は，協働，相談，合意による人間関係技法にもとづき，フォロワーを動機づけます。目的や価値観を明確にすることで人の心に働きかけ，個々の洞察を促し，行動を変容させることにより，人や組織を変革するのです。公に賞罰を与えることで集団が目的の達成をめざす交換型リーダーシップとは異なり，変革型リーダーは，不安定をコントロールし，新しいアイデアや変革の創出を求めていきます[29]。

ナースの中には「お互いに対して厳しい」「ナースの敵はナースだ」「ナースは若いナースを虐げる」という否定的な考えをもった人もいます。ブレッシュらは，ほめられることがほぼない職場において，スタッフが同僚の行った仕事を積極的にほめると，同僚たちはまず驚くが，続いて心温まる気持ちになったと報告しています。さらに，同僚をほめる側も，ほめることで救われると述べています[30]。

レフトンは，20のヘルスケア組織の看護師を対象に，自身の行為に意味があると評価されることの効果について，調査を行っています。その結果，①患者，家族，同僚によって評価されることで看護という仕事の価値が高まる，②口頭での評価によって，どのような行為がどう影響

するのかが即時にわかる，③式典による公式な評価は，組織文化や個々の職員の強みを際立たせ伸ばす，ことが明らかになりました[31]。

　怒りなどの否定的な感情や脅威，恐怖は，人に注意を喚起したり，深刻に考えるように促したりするのに役立ちます。しかし，持続的な効果は少なく，鬱積した憤り，関心の低下，努力の低下や離職などにつながりかねません。

❹強みを知ることによる効果

　自分の強みを知り，それによって自信を深めることでよりよい人生を手に入れることができるといわれています。7,660人の協力者を25年間にわたって追跡した調査で明らかになったのは，自分の能力に強い自信をもっていた人たちの群は，25年後には収入と仕事への満足度が高かっただけでなく，そうでなかった群に比べ，12,821ドルも平均年収が高くなっていました[32]。すなわち，自分の強みを知り，若いうちに自信をつけることができた人は，生涯にわたって成長するという累積優位性を手に入れることになります。1人ひとりが，この累積優位性から恩恵を受けることができるよう支援することが重要だといわれています[33]。

❺徳としての礼節

　健全な職場環境には，身体的かつ感情的な安全の促進，職員の定着，優位な報酬，合理的な仕事量，高い士気と職務満足，健全な職場を促進する方針，無礼に対する対応が含まれています[34]。限られた人的資源を有効に活用するためには，職場での礼節や信頼に対する管理者の取り組みが重要です[35]。前述のように，ポジティブに関する研究の領域の1つに，徳や人間としての至高の状態の検証が挙げられています。その中で，近年では組織管理における礼節の重要性が検証されています。職場での無礼な行動を改善し，信頼を強める取り組みを6か月にわたって

行った結果，対照群に比べ実施群では支援やエンパワメント，無礼への対応，管理に対する信頼に有意な交互作用がみられています[36]。

　ミシガン大学病院の看護管理者を対象とした研究では，表1-4に示すようなポジティブで徳のある実践についての研修を行った群と行わなかった群で，2年後に比較が行われました。その結果，研修を受けた看護管理者のいる病棟のほうが，患者満足，定着率，組織風土などの組織の効果性を示す尺度において，改善がみられました[37]。

　この研究結果を引用し，セパラらは，表1-4に示した6つのポジティブで徳のある実践が，雇用者の互いの関係を改善し，創造性と創造的に考える能力を高めると報告しています。また，この実践は，ストレスフルなネガティブな出来事を和らげ，雇用者の課題や困難から立ち直らせる能力を改善し，定着率の向上に影響すると述べています[38,39]。

　日本には古くから，思いやり，尊敬，自制，協力，責任，誠実，知恵，調和，美徳といった礼節を重んじる文化がありました。これからの医療は，職種を超えて協働する時代である一方，職種間だけでなく個人間でも価値観が多様化しています。礼節は，このように異なる考え方をもった人同士が信頼を獲得し，成果を上げていくために重要な基盤と考えられています[40]。

表1-4 ｜ ポジティブで徳のある実践

1	同僚を友だちとして気遣い，関心を示し，責任を維持する
2	他の人を支援する，つまり他の人が困っているときに親切にしたり，同情したりする
3	非難を避け，過ちをゆるす
4	お互いに仕事を通して励まし合う
5	仕事の意義を強調する
6	お互いを尊重し，感謝し，信頼し，誠実である

（Seppala E, Cameron K: Proof That Positive Work Cultures Are More Productive. Harvard Business Review, 2015 を翻訳）

3 | ポジティブ・マネジメント による組織開発

　組織開発[1]は，社会学や行動科学の知識によって組織の効果を高めたり，人と組織の変化を促したりするプロセスです[41]。変化を促すということは，変革という意味も含み，組織開発は，広い意味では，組織変革をも意味します[42]。この組織開発には，異なる2つのアプローチがあります。それらを比較しながら，ポジティブ・マネジメントによる組織開発の特徴について説明していきます（**表Ⅰ-5**）。

表Ⅰ-5｜組織へのアプローチの方法

	欠乏・問題	豊かさ（abundance）
焦点	●問題 ●何が不足か　欠けているか	●今あるもの ●最高の状態 ●なりたい姿 ●目標
方法	●問題解決 ●原因分析 ●欠けているものを足す ●代替案	●洞察による価値の明確化 ●大切なものを明らかにする ●価値観の共有や浸透
	迅速な解決	持続的な変革

1

現在では"organization development"の developmentを開発と訳すのが一般的だが，元々はコンサルテーションや研修の外的な刺激を受け，組織が自ら発展していくというような意味として用いられていた。

　よく知られている問題解決型の手法は，不足や欠陥に目を向けるものです。一般的に"問題"という言葉には，「困った問題（trouble）」と「解決の難しい問題（problem）」の2つの意味があります。まず，鍵となる問題を明確にし，その問題の原因から対応する解決策を考え，それを用いて問題を実際に解決していきます。

　一方，豊かさ（abundance）に焦点を当てる手法は，組織や人の最高の状態や可能性に目を向けるものです。組織や人の理想の状態，最高の経験，大切な価値観を明らかにしたうえで，最適な成果を出すための方法を見出して理解し，めざす状態に向かって組織を持続的に発展させます[43]。例えば，1986年にデビッド・クーパーライダーが，当時，世界的にも有名なクリーブランド・クリニックの心臓血管チームの組織を対象として開発したアプリシアティブ・インクワイアリー（Appreciative Inquiry；AI）は，その代表的な方法です（AIについては，第Ⅲ章で詳しく解説します）[44]。

　現代社会における組織の抱える問題は，多数かつ複雑な要因で構成されています。1つひとつの問題の原因を正確に明らかにし，それに対する解決策を見出すのは現実的ではないかもしれません。また，問題として明らかになっても，多数の問題を解決しなければならないという焦りや，解決できそうにないという無力感から，常に不足や欠陥に目を向けて行動する組織に陥ってしまう可能性もあります。

　一方，"豊かさ"に焦点を当てる方法は，今ある資源をもとに，自分たちの組織がめざす方向や大切な価値観を明らかにし，それを組織全体に浸透させながら組織を強化していきます。強みに焦点を当てることで，これまで気づかなかった組織の意義や価値に気づき，その組織の一員として誇りをもって取り組むことができるようになります。

問題解決型の手法をまったく否定しているわけではありません。例え
ば，迅速に取り組まなければいけない苦情や事故への対応については，
その原因を明らかにして，即座に対処する必要があります。

　しかし，繰り返し同じ苦情が発生したり，同じようなミスが起こった
りする場合は，問題解決だけではなく，自分たちの部署がどうあるべき
なのか，何をめざしているのかといった"課題"（issues），すなわち，
目的を達成するために取り組むべき事柄をスタッフ全員が参画して検討
します。そして，組織が望ましい状態になるよう，1人ひとりが課題に
取り組むことで，全体として成果が現れ，組織が発展していきます。第
IV章で紹介する予防倫理の事例（p.176）では，手術室の看護師全員が
参加して取り組むべき課題を明らかにし，めざすゴールを決めて取り組
んでいます。

　組織開発の方法は，解決しなければいけない問題や課題の状況に応じ
て選ぶ必要があります。ポジティブ・マネジメントでは，組織の強みや
理想の姿を探究し，対話を通して大切な価値観を組織全体に浸透させ，
時間をかけて持続的に発展していく取り組みが行われます。

❷教育・管理者の役割

　2000年代に入り，日本の医療組織にも目標管理の手法が取り入れら
れるようになりました。目標面接を看護管理者が担うわけですが，目標
の評価に終始していないでしょうか？

　新人教員として学生の実習指導にかかわっていたときのエピソードを
思い出します。当時，聖路加看護大学（現・聖路加国際大学）の学部長
をされていた桧垣マサ先生に，「実習はどうですか？」と，声をかけて
いただいたときのことです。臨床の看護師から教員になったばかりの私
は，堰を切ったように，学生はあれもできない，これもできない，こん
な状態で看護師になれるのだろうか……というような話をしたと思いま

す。すると，桧垣先生は「教育は，評価をするだけが仕事じゃないの
よ。そういう学生を育てることだからね」と言われました。穏やかに，
諭すように言われたこの言葉が，今でもとても心に残っています。

　看護管理者としてスタッフと面接をする際，目標の評価に終始するの
ではなく，スタッフ1人ひとりがめざす目標に到達できるように，動
機づけたり励ましたりして，成長を支援することが大切です。目標管理
を通して，ともに仕事に取り組み，組織全体によりよい結果をもたらす
ためには，弱みや問題だけに終始していては難しいでしょう。ポジティ
ブ・マネジメントの視点から，メンバーが強みを見出し，未来を描き，
ともに取り組めるように支援する[45]ことは，管理者の重要な役割です。

4 アクション・リサーチと組織開発

　アクション・リサーチは，「実践とその分析を結びつけて1つのものにし，絶えず発展し続けるという連続性の中で専門性の高い経験を探究していく手段」と定義されています[46]。普遍的な説明を求めるための厳密な定義や計量，および注意深く定義された変数間の関係の分析にもとづく実証的・科学的研究とは異なり，社会構成主義[1]に立脚しています。実際，アクション・リサーチは，参加する人々を含めた広く定義された問いや課題から始まります[47]。つまり，研究者と当事者による改善や改革をめざした協同的実践です[48]。

　組織の理想の姿を描き，それをメンバーと共有して自らその組織の中で変革していく組織開発のねらいと，アクション・リサーチの方法は合致しています。アクション・リサーチの場合，ポジティブ心理学やPOSが探究する厳密な実証的研究とは異なり，成果の再現性は保証できません。しかし，アクション・リサーチを通して得られた成果を参考に，各々の組織で必要なポジティブ・マネジメントの手法を導入し，組織開発に取り組むことはできます。問題に対して自動思考のような反応的な施策を打ったり，他施設の成功事例をそのまま取り入れるというような機械論的世界観のみで対応してしまうと，人々は"やらされ感"に陥ることも多々あります。このため，生命論的世界観にもとづいて，皆

1

実際に起こっている現象や意味は，言語を通して構成されていると考えられ，語り（ナラティヴ），共同研究，アクション・リサーチに代表される研究スタイルで探究する学派。

でアクションを考え，取り組むことが望ましいといわれています[49]。

　大切なことは，ポジティブ心理学や POS で実証された成果を活用してポジティブ・マネジメントを行いながら，アクション・リサーチの手法を活用することです。研究者（管理者）だけでなく，すべての人が参加者となり目的とする方向に進んでいく。この過程を日誌などに記述しておく，すなわち，データとして収集しておくわけです。時間が経ってみると，例えば，「最初は参加に躊躇していた人が，6 か月後には率先してチームを率いていた」ことや，「参加者の動機がよくわからないと思っていたが，1 年経ってみると，それぞれがこのプロジェクトに熱い思いをもっていた」ことなどがわかる手がかりとなります。記述した文章を分析して可視化していくことで，組織に起こっている変化を明らかにすることができ，それによってさらに参加者の共感が高まり，プロジェクトの推進力になっていきます。

　このように，アクション・リサーチは実証的研究とは異なり，観察する側―される側というのではなく，自己（研究者）の感情や行動もデータとなりえます。この取り組みを通して得られるのは組織の発展だけでなく，副次的効果として管理者としての成長にも気づくことができるでしょう。

5 | ポジティブ・マネジメントでいきいきとしたチームづくり

　これまで述べてきたように，ものの見方を変える，すなわち欠乏や問題にだけ目を向けるのではなく，今ある豊かさや強みに焦点を当てることによって，チームメンバーが前向きな気持ちになり，そのチームに所属する誇りを感じることができ，組織の一体感が増したり，組織の関係が強化されたりして，それらが成果に結びつきます（図I-2）[50]。

　第IV章では，7つの事例を通して，ポジティブ・マネジメントの実際

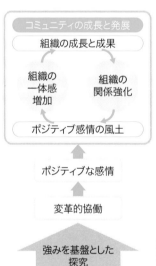

変革的協働は個人，関係，組織，コミュニティレベルでポジティブな感情の効果をもたらす

図I-2 | 変革的協働を通じたポジティブ感情による拡張形成効果
（Vacharkulksemsuk T, Sekerka LE, Fredrikson BL: Establishing a Positive Emotional Climate To Create 21st-Century Organizational Change. Askansy NM, Wilderom CPM, Peterson MF, (eds): The Handbook of Organizational Culture and Climate 2nd Edition. SAGE, 2011, p.105 を翻訳・引用）

について，プロジェクトを担った責任者が詳しく解説します。ここでは，ウーリッチらがまとめた豊かさの原則にそれぞれの事例を関連づけました（表Ⅰ-6)[51]。

　すべての事例は，強みに焦点を当てて取り組まれています。事例3の場合，組織の目的と個人の動機を同じように大切な目標として掲げたことで，超過勤務を減らしただけでなく，インシデントの減少という成果を得られました。退院支援という新たなチャレンジに対し，事例5は，お宝発見と称し，それぞれの病棟の強みに着目する方法で，関係のよいチームづくりをしました。事例6は，地域で協議会を立ち上げ，新人教育に取り組みました。この事例ではシンボルマーク，おそろいのTシャツでポジティブな仕事文化を創造し，つながりを体感できるように工夫されています。事例4は，ありがとうカードによって仕事の意味づけを行い，看護補助者のチームへの貢献を可視化しました。働く人のハピネスに焦点を当て，超過勤務を減らすことで，学習の文化を組織に創造しています。最後に，バランスト・スコアカード（Balanced Scorecard；BSC）や目標管理が導入され，競争のパラダイムから脱却し，お互いを支え合う関係を強化したのが，事例1と2です。看護管理者の皆さんにとって，これらの事例が何らかのヒントになることを確信しています。

　ポジティブ・マネジメントに取り組んだ5名の看護管理者を対象として，2010年にインタビューをしたところ，次のような語りが得られました。「今までは忙しく，また忙しさをアピールするために目も合わせない状況だったのが，心理的距離が近く感じられるようになった」「話す機会が増え，廊下でも話が盛り上がるようになった」「声をかけることで関心が続く」「スタッフ1人ひとりに合わせた支援をしていこうという気持ちが，成果に結びついた」「職場が明るくなった」「よい循環が生まれた」。

表 I-6 │ 豊かさ (abundance) に関するまとめと事例

挑戦 現状での 危機的状況	対応 危機的状況に対する 鍵となる対応	豊かさ（abundance） の原則	第Ⅳ章の事例
メンタルヘルスと ハピネスの衰退 うつ，不安，中毒状態の悪化に伴い，福祉に関連した支出増加と生産性低下	ポジティブ心理学にもとづく取り組み 問題ではなく，正しいことに焦点を当て，強さを明らかにし，特徴づける	強み（組織の特性）を基盤として，他を強化する	すべての事例に共通
環境的（社会,技術,経済,政策,環境,人口）要求の増加 天然資源の減少と大きな施設の信頼衰退	社会的責任/組織の目的/個人の動機 組織の目的と個人の目的を社会的責任に含める	社会的かつ経済的責任の維持を組織の目的とし，組織の目的と個人の動機を同列におく	事例●3 目標に組織の視点とスタッフの視点（そこで働く人のハピネス）を同列に掲げた
仕事の複雑さ増大 技術，グローバリゼーション，人口（高齢化や減少など）が仕事環境をより複雑にする	高い成果を上げるチーム 高い成果を上げるチームの特質を理解する	高い成果を上げる関係がよいチームをつくる	事例●3, 5, 6 地域や組織，部署で連携できるチームをつくった
孤立の増加 社会的に孤立して生きる人が増えている―隣人や社会集団の衰退	ポジティブな仕事環境 話し合い，儀式，方針によってポジティブな仕事文化を創造する	組織を通してしっかりとつながるポジティブな仕事文化を創造する	事例●4, 6 大切な価値を示すありがとうカード，連帯感を示すおそろいのTシャツ，成果をニューズレターで公表して浸透
雇用者の コミットメントの低下 多くの雇用者は会社とのきずながないと感じており，結果として満足度や成果が低くなる	雇用者の参加 雇用者がかかわれるように仕事のプロセスを創造する	雇用者の能力開発とコミットメントにかかわり，彼らの貢献をかたちにする	事例●4 看護補助者の能力開発をするとともに，ありがとうカードを送り貢献をかたちにした
使い捨てと変化 人に対して長期間のコミットメントがされていないため，学ぶことより離脱が生じる	成長，学習，レジリエンス 一歩下がってみることで立ち直り，学習文化を創造する	変化に直面したら，成長，学習，そしてレジリエンスの原則を人と成果の両方に保つ	事例●3 効果や効率性だけを求めるのではなく，スタッフのハピネスに注目することで超過勤務時間が減少，結果的に自主的な学習会の機会が増えた
敵意と対立 勝ち負けのパラダイムから脱却し，互恵的な解決をする	丁寧なふるまい 違いを価値あるものとし，敬意をあらわしたりする	何を助けたら個人が幸せを感じ，ケアされたと思い，人生を刺激するか，その違いに敬意をあらわす	事例●1, 2 BSCや目標管理の導入により，部署や個人での競争感をあおるのではなく，むしろ相互理解の研修やポートフォリオの導入を通して相互支援の体制をつくった

（Ulrich D, Ulrich W: The Why of Work: How Great Leaders Build Abundant Organizations That Win. The McGraw-Hill, 2010, pp.35-36 を翻訳，一部改変）

相手を尊重することがポジティブ・マネジメントでは重要です。表
I-7 には，RESPECTFUL の英語の頭文字であらわした，敬意を込め
たマネジメントスタイルがまとめられています[52]。共感やニーズの把握
もさることながら，相手に配慮したユーモアをもって接することは，よ

表I-7 | R-E-S-P-E-C-T-F-U-L

敬意を込めたマネジメントスタイルは，あなたから始まる

Reality 現実	部下がいなければマネジャーは必要がなくなるということを，時々思い出す必要がある。こうした現実を常に覚えておくことが，前向きな態度を保持させる
Empathy 共感	顧客と同じ気持ちで，顧客の観点から状況を見るようにする
Self-Esteem 自尊感情	自分自身であり続けられることが自尊感情を高めることになる。時間をかけて各顧客を理解することで，あなたが顧客を大切に思っていることを示すことができる
Possibilities 可能性	よくない状況でも，顧客が別の選択肢を見つけられるように援助する。顧客ができないことに注目するのではなく，できることを強調するようにする。顧客が自分自身の長所か強みを認識できるように助ける
Empowerment エンパワメント	顧客は情報を得ることにより，力を手にすることができる。情報を入手すれば，顧客は積極的なパートナーになる。プロセスに参加することで，顧客はその結果により満足する傾向がある
Customizing 相手に合わせた対応	顧客は，それぞれ独自のニーズをもってあなたのところへやってくる。それぞれの相手に合わせた解決策の提供が，顧客の満足感を高める
Touch ニーズの把握	満足できるサービスを顧客に提供できるかどうかは，あなたが相手のニーズをいかに的確に把握できるかにかかっている。今日顧客を満足させたやり方が，明日も顧客を満足させるとはかぎらない。時間とともに変化する顧客のニーズを常に把握するように努める
Fun ユーモア	ユーモアのセンスは，相手の怒りを和らげ，ストレスを緩和し，退屈しのぎとなり，より前向きな雰囲気を生み出す。あなたが専門職として，相手に配慮したユーモアを用いることができると，顧客はいっそう強い満足を得ることができる
Unexpected 期待を上回る	顧客が予期している以上のサービスを提供する。顧客のニーズを先取りする
Legend 口コミ	顧客は，病院での経験を他者に話したがる。満足した顧客は好意的な内容を話すので，あなたの病院が顧客対応という点で優れていることを口コミで伝えてくれている

＊患者，スタッフだけでなく，関係する実習生なども顧客に含めて考えてみよう。
（Pugh BJ, Woodward-Smith M・著，井部俊子・訳：ナースマネジャー──部下とよりよい関係をつくる実践ガイド　第2版. 日本看護協会出版会，2000，pp.84-86 より一部改変）

り前向きな雰囲気を生み出します。

　バージニア大学では，医学教育の認証評価申請を契機に組織風土の改善に取り組みました。このとき，従来の問題解決型アプローチではなく，AIを導入しました。AIのプロセスは人々のポジティブな感情に力強く働きかけ，メディカルセンターのCEO（最高経営責任者），医学部長，看護学部長，実践部門のCEOの4人を巻き込んで，進んでいきました。そして，この考え方は医師，看護師，スタッフの間で共鳴しながら広がって，AIセンターを創設するまでに至っています。現在では健全な組織づくりというねらいのもと，ポジティブな雰囲気をつくるために，「来たときより幸せになって帰る」「手あたり次第の親切」「意味ある仕事」「仕事の役職は外に置いて」「ユーモア」「楽観的な風土を創る」という視点でスタッフに自己探索を勧めています[53]。

　2025年までに人口減少や少子化がますます加速すると予想される中で，優秀な人材をひきつけるには，仕事のやりがいを感じながら働き続けられる職場を看護管理者は創造しなければなりません。これからは，表1-8のように，大切なことは何かを見出し，肯定的に認め合う中で学び合い，仲間意識や連帯感をもって協働し，創造的にチャレンジし続

表1-8｜ポジティブ・マネジメント

これまでのマネジメント	ポジティブ・マネジメント
問題解決	大切なことは何か
批判的	価値肯定的・認める
トップダウン	ボトムアップ
指導する	学び合う
競争意識	仲間意識・連帯感
孤独・孤立	きずな
踏襲する	創造する
お金が報酬	報酬は…
仕事は大変	仕事は楽しむ
for you	with you

けるポジティブ・マネジメントが求められています。そのような取り組みを通じて，お金の報酬だけではなく，内発的な楽しさや，やりがいが得られることでしょう。そう，仕事は楽しむものなのです。

6 Z世代
主体性を引き出す教育

　人口減少の時代の中で，それぞれの職種が自分たちの仕事に次世代を
ひきつけようと努力しています。看護という国民の健康に貢献する仕事
を引き継いでくれる人を育てるため，管理者と教育者には一層の努力や
創造的な工夫が求められています。

　教育の場，卒業生を引き受ける保健医療の場は多様化が進んでいま
す。また，看護学を学ぶ人たちは，10 代から専門領域の学習をスター
トするとはかぎりません。別の仕事で経験を積み，看護を学ぶという選
択をする人も増えています。さまざまな経験をもつ学習者が主体的に学
習体験を積み，必要な努力を重ね，他の人と肯定的につながるために
は，基礎教育や継続教育のあり方を検討する必要があります。教育にお
いては，学ぶ人の足りない点だけでなく，強みにも目を向けることが，
1 人ひとりの特長や才能を開花させるといわれています（表 I -9）[54]。

　現在，大学などに入学したり，就職したりしている世代では，生まれ
たときにはすでにインターネットが活用されており，この 1995〜2010
年ごろに生まれた人々は，Z 世代と呼ばれています。この新世代の人々
をひきつけ，教育し，卒業に導き，看護職としてキャリアを発展できる
ように支援するために，教員と管理者は，この世代の特徴を理解するこ
とが必要です[55]。

　なぜ Z 世代なのか—これは，その前の世代が X 世代，Y 世代と呼ば
れ，それらに続くかたちで名称をつけたにすぎません。日本でも米国で
も，世代やその世代の価値観の定義は実はあいまいですが[56]，一般的

には表 I-10 のように説明されています。世代の価値観について，個人はそれぞれ異なる価値観をもっていますが，育ってきた時代の社会的価値観が反映されるといわれています[57]。

Z 世代が生まれ育った年代に起きた出来事に目を向けると，1995 年にはインターネットが普及し，また成長の過程で，日本および世界で大

表 I-9 │ 教育で欠けているものを補うか強みを伸ばすか

欠けているものを補う	強みを伸ばす
・学生のニーズ，問題，心配事に対する感度を基盤 ・学生の問題や欠陥を直すプログラムやサービス ・学生の忍耐力を上げる ・学生の成果を上げる	・学生がそれぞれ素晴らしい成果を出すことができることに気づく ・才能に気づいたり強みを開発したりするプログラムをつくる ・学生の大学での経験や自信を最大限にする ・卓越性の水準を上げる ・潜在能力の発揮 ・知識，技術，どのように学ぶかに加え，個性を伸ばす ・誠実さ，学業，キャリア，サービスにおいて卓越する

〔Schereiner L: Positive Psychology and Higher Education. Wade J, Marks L, Hetzel R (eds): Positive Psychology on the College Campus. Oxford University Press, 2015, p.145 を翻訳，一部引用〕

表 I-10 │ 世代の価値観

世代	生まれた時期	年齢層	特徴，多くを占める職業観
ベテラン世代	1944 年以前	79 歳以上	戦争を経験している，勤勉，保守的，順応，組織に対する忠誠心
ベビーブーマー世代	1945 ～ 1960 年	60 ～ 70 代	戦後生まれ，経済の高度成長期に成長，成功，達成，野心，権威に対する反発，仕事に対する忠誠心
X 世代	1961 ～ 1980 年	40 ～ 60 代	ワークライフバランス，チーム志向，規則に反する反感，人間関係に対して忠実
Y 世代	1981 ～ 1994 年	20 ～ 40 代	両親が戦後に生まれている，好景気を知らない，デジタル環境に囲まれて育った，自信，金銭的成功，自立的だがチーム志向，自分自身と人間関係に対して忠実
Z 世代	1995 年以降生まれ	～ 28 歳	デジタルネイティブ，成長の過程で繰り返し災害やテロを経験，競争より共感，自由で現実的

※年齢の区分は諸説あるが，Z 世代は 1995 年以降に生まれた人々と定義されることが多い。
（Robbins SP・著，髙木晴夫・訳：新版　組織行動のマネジメント—入門から実践へ．ダイヤモンド社，2009, p.34 より転載，一部改変）

きな災害やテロなどに直面していることがわかります。Z世代は，このような背景もあって，自律的で独立独歩の精神をもち，現実主義で目的意識の高いイノベーターであり，常にネットワークとつながっていて，野心家でもあるといわれています[58]。また，Facebook などの SNS でのコミュニケーションに代表されるように，常に「いいね！」というような承認や評価を即時に求めています。

このような Z 世代の特徴に合わせた学習を支援する方法として，シーミラーらは以下の 4 つを提言しています[55]。

①映像を用いた学習：YouTube や TED など，幼少期から映像を通して学ぶ経験をしていることから，文字を読むだけではなく，音声を加えた映像を用いることが効果的といわれています。

②クラスとグループワークへの個人学習の組み込み：学習の後，課題を出すのではなく，反転学習のような個人学習を加えると自分で調べてからグループワークに参加できます。

③社会的ニーズに対応するような地域での学習経験の提供

④早期からのインターンシップ

特に，③と④について，Z 世代は成長の過程で人的・自然災害に直面しているため，社会の抱える課題に対して貢献したいという意欲が高いと考えられています。また，インターンシップについても，Z 世代は実践的学習を求めていることから，上位の学年からの開始ではなく早期から取り組むことを検討する必要があります。このように，Z 世代の特徴を反映した方法を基礎教育や継続教育に組み込むことが，主体的な学習を促すために重要です。

（手島　恵）

7 何より大切なのは心と体の バランス

　指導者や管理者にとって，組織感情を束ねていくことは諸刃の剣を扱うような注意を必要とします。組織に所属する個人の感情や言動・行動といった心理的反応が集まり，共鳴し，衝突していく中で，集団凝集性とシナジー効果が高まり大きな成果が得られることもある反面，ネガティブな組織感情や集団行動を引き起こして集団全体をリスクに曝したり，サービス対象者への不利益につながることがあります。そして，組織全体のふるまいが，さらに大きなストレス要因となって構成員の健康を阻害するようになります。このような悪循環は職場の労働環境の問題（ブラック労働やパワーハラスメントなど）や組織犯罪，戦争や民族紛争における集団心理において，常に頻繁に起きている現象なのです。

　個人と組織の相互作用における「感情の悪循環」を防ぐためには，個々のメンバーが，集団の目的や方法，組織文化を深く理解し，積極的に参加することだけでは足りません。矛盾しているように聞こえるかもしれませんが，個々人が独自の物事のとらえ方や価値観，行動規範などをもち，組織から心理的に独立していることが大切です。組織の中での心理的立ち位置が，自由自在で縛られないでいることが，集団浅慮[59]や社会的手抜き[60]　を防ぎ，むしろ集団の潜在力を引き出す原動力となるのです。

　では，どのようにして，このような心の持ち様を身につけられるので

1
集団で共同作業を行うとき，「自分がやらなくても誰かがやってくれる」と考え，1人あたりの作業量や質が下がること。

しょうか？　特に指導者や管理者にとっては，切実な悩みとなるでしょう。

　まず，自身のストレス要因やストレス反応に注意を向けることです。慌てて解決を模索せず，どのような状態にあるのかを把握するのです。

　続いて，ストレス要因とストレス反応に対処しましょう。本項目では，心理療法のような，「心の有り様を突き詰め過去の体験を探ったり，家族や重要な他者との関係を整理して，認知や行動を改変する」といったアプローチについては言及しません。どこでも，誰でも，いつでもできる「心身の調律」の大切さに焦点を当てたいと思います。以下，心身の調律として，①ストレスを防ぐ姿勢，②簡単な運動（特に眼球運動），③栄養について，最近の知見をもとに紹介します。

1 ストレス反応に気づく

　人のストレス反応は非常に複雑です。ストレス刺激が加わると，生体にさまざまな歪みが生じ，その歪みを回復するために，自律神経系，内分泌系，免疫系のさまざまな生理機能の変化が起こります。これをホメオスタシス（恒常性）と呼びます。人ではさらに，気分や思考，行動の変化など，高度な心理社会的なストレス反応が現れます。表Ⅰ-11にホ

表Ⅰ-11｜ストレス反応の例

身体の変化	感情・思考の変化	行動の変化
動悸	不安，緊張感	ケアレスミス
過呼吸	涙もろさ，イライラ	仕事が進まない
めまい	気分の浮き沈み	遅刻する
立ちくらみ	無力感，自信喪失	怠業，欠勤
発汗，火照り	後悔，クヨクヨ	引きこもり
頭痛，肩こり	他人への怒り	乱費
悪心，胃痛	投げやりになる	酒やタバコが増える
食欲不振，過食	無関心	ギャンブル
不眠，過眠	同じことにこだわる	人間関係の乱れ
疲労がとれない	集中困難	事故を繰り返す
	優柔不断	

メオスタシスの崩れを知らせる SOS サインともいえるようなさまざまな心理社会的な不適応反応を列記しました。

　これらを確認しながら，「自分の場合は，どのようなストレス反応が現れやすいのか，どのように発展していくのか」を整理してみましょう。多くの読者の方が，一連のパターンで，心理社会的なストレス反応が進行していくことに気がつかれるのではないでしょうか。

2　心身の調律をはかろう

❶姿勢を整えよう

　ストレスを感じ，心理的に疲弊してくると，人は前かがみでうつむきがちになります。また，多くの業務環境で，パソコン作業など長時間の前かがみ姿勢を強いられています。前かがみ姿勢は，うつ状態のときに観察されやすい姿勢として代表的なものです。一方，背筋を伸ばした姿勢は，長時間の仕事や勉強の合間の気分転換などで，誰しも無意識に行う気分転換のための動作です。また，挫折と喪失に打ちひしがれ，心寂しさに耐えかねたときに，例えば「上を向いて歩こう」などの"鳥や空や星を見上げる歌"を口ずさむように，私たちが自然に身につけている，落ち込みに対する対処姿勢でもあります（図 I -3）。

　近年，心理学分野で「背筋を伸ばす姿勢」が憂うつ気分や自尊心の低下，不安の発現を抑え，認知の調節に関与しているという研究報告がなされています（表 I -12）[61-64]。背筋を伸ばして座る姿勢が，より肯定的な感情や自尊心を惹起し，ストレスに対する回復力をつくり出し，さらには，軽度〜中程度のうつ病患者では，より肯定的な感情を増やす可能性があることが示されています。

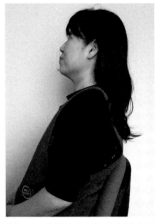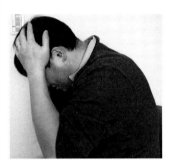

図1-3 | 背筋を伸ばした姿勢と前かがみ姿勢

表1-12 | 背筋を伸ばす姿勢の効果に関する研究

研究	概要	結果
カナダのヨーク大学の研究[61]	抑うつ・不安を呈していない健康成人24名に対して，直立姿勢と前かがみ姿勢を交互に1分間ずつ4回繰り返させ，その間の，肯定的または否定的な思考の発生を，大頬骨筋の表面筋電図（sEMG），心拍数および呼吸数で評価	22名（92%）の参加者が，直立姿勢のときが，肯定的な考えを一番思い浮かべやすいと回答した。また，大頬骨筋が収縮して口角が上がるとき，肯定的思考が生じやすかった
ドイツのヒルデスハイム大学の研究[62]	30名のうつ病患者を前かがみ，または背筋を伸ばして座ってもらい，その姿勢の違いで，否定的な自己イメージを示す言葉を想い起こす傾向に違いが出るかを調査	姿勢と想起する単語のタイプには有意な相関があり，前かがみ姿勢では，否定的な単語を通じてより偏った想起をした。すなわち，運動系のわずかな変化により，うつ病の認知の歪みに影響が及ぶことがわかった
ニュージーランドのオークランド大学の研究[63]	74名の参加者を前かがみまたは背筋を伸ばした姿勢の2群に無作為に割付け，読書や会話のストレス課題を行い，その結果生じる，気分，自尊心，血圧や心拍数などの変化を調査	背筋を伸ばして座った群は，前かがみ群と比較して，より高い自尊感をあらわし，より覚醒度が高く，よりよい気分を経験し，恐怖感を呈することが少なかった。一方，前かがみ群は，より否定的感情や悲嘆を示す単語を話し，肯定的な感情表現，発話全体での単語数が少なかった
ニュージーランドのオークランド大学の研究[64]	軽度〜中程度のうつ状態の61名を，背筋を伸ばした矯正姿勢をとらせた群と非矯正群の2グループに分け，社会的ストレステストを行い，その影響を分析	背筋を伸ばした座り方をさせた群では，非矯正群よりも高い覚醒度と肯定的な感情を示し，会話も多くなった。その一方で，前かがみ姿勢ではより悲しい言葉を使用した

〔文献61-64）をもとに作成〕

a 軽い運動

　整形外科領域や脳神経外科・神経内科領域の理学療法はもとより，糖尿病，心疾患，疼痛性疾患，がんの緩和ケア領域などにおける運動療法の効果は確立しており，細かな運動強度やプロトコールも種々の学会ガイドラインに示されています。しかし，うつ病や不安障害に対しての運動療法の治療効果については，35本の臨床試験（2,498例の被験者）のシステマティックレビューがなされていますが，バイアスの低い試験は4本しかなく，試験デザインの困難さもあり，メタ解析の結果では，対照群との有意な効果の差は示されませんでした[65]。

　最新の文献では，イギリスのキングス・カレッジが，健康成人33,908名を対象に11年間の前向きコホート観察研究を行い，定期的な余暇活動での運動をしていることで，将来のうつ病の発症率を低下させることが示されました。毎週少なくとも1時間の身体活動を行う群は，そうでない群に比べ，うつ病発症を12%予防できることが示唆されました[66]。

b パーミング

　いつでもどこでも，仕事のちょっとした合間にもできる眼球の運動法として，パーミング（palming）があります。パーミングは，ヨガの眼球運動の1つで，VDT作業による眼精疲労の軽減に用いられます。手水をすくう形に両手の指を揃え，両目に押し当てます（図Ⅰ-4）[67]。光が入らないように手で両目を覆ったうえで，目を静かに開け，遠くに視線を置いて両手掌でつくった暗闇を見つめたり，眼球を前後左右に動かしたり，回転させたり，輻輳（内寄せ）・開散（外寄せ）させたりします。パソコン作業に疲れたときに，机に頬杖をつくような姿勢で自然に行うこともありますが，その姿勢が前かがみになりがちなため，硬めの枕や雑誌

①部屋を暗くし，両手の指を揃えて手水をすくう形にし，両目を覆う（写真）
②両目をつぶり，少ししてから開き，暗闇を見つめる
③目を開いたり閉じたりする
④上下左右への運動をする
⑤輻輳と開散運動をする

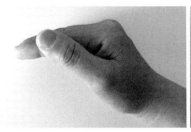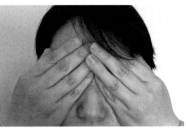

図I-4｜パーミングの手順
（Kim SD: Effects of yogic eye exercises on eye fatigue in undergraduate nursing students. J Phys Ther Sci 28(6): 1813-1815, 2016をもとに作成）

を背中と椅子の間に挟み，背筋を伸ばして行うのがよいかもしれません。

　ヨガ自体の耐ストレス効果については，近年，韓国の江原（カンウォン）大学から報告されている[68]一方で，1967〜2013年までのヨガの有用性をテーマにした生命科学分野や臨床医学論文486本（28,080例）の文献分析では，1つの研究ごとのサンプル数の少なさなど，研究デザインの問題が指摘されています[69]。また，35本の症例報告，2本の症例シリーズのレビューでは，ヨガ治療の結果として27件（35.5％）の有害事象（骨折や緑内障発作など）が報告されており[70]，実施には正規の訓練を受けたトレーナーの指導が必須とされます。

　それに対して，パーミングは場所を選ばず，習熟するための練習の必要もほとんどなく手軽に実施できる点で，より広く活用できるかもしれません。前述の江原大学が，40名の看護学生を20名ずつ介入群，非介入群に割り振り，前者は1回60分，週2回のヨガの眼球運動を8週にわたり行いました。運動の有無で眼球疲労度にどのような違いが生じるかアンケート調査したところ，介入群では介入前後で疲労スコアに有意な改善が得られたのに対して，対照群では変化がなかったと報告されています[67]。

a　n-3 多価不飽和脂肪酸（n-3 PUFA）

　n-3 PUFA は，オメガ 3 系脂肪酸として知られ，イワシ，アジ，サバなどの青魚に多く含まれるイコサペンタエン酸（EPA）やドコサヘキサエン酸（DHA）と，エゴマ油やクルミなどに多く含まれるリノレン酸などの総称です。この中でも，特に EPA は血中の中性脂肪値を下げ，動脈硬化を予防するなどの評価が定まっており，わが国でも高脂血症に対しての保険適用を取得しています。また，認知症予防や免疫機能への好作用などが期待されています。

　近年，EPA が抑うつ症状の改善に関与するとした知見が多く報告されています。2015 年 5 月までに実施されたプラセボ対照ランダム化比較試験 25 本（1,438 例）のシステマティックレビューの結果として軽微な効果が認められましたが，投与期間や用量などの介入方法に研究間での大きな異質性があり，また出版バイアスの可能性も否定できないことから，エビデンスの質は低いものと判断されています[71]。

　わが国においても，国立がん研究センターの松岡豊らによる追跡調査により，EPA を主体とする n-3 PUFA にうつ病発症予防効果があることが報告されました[72]。長野県内の住民に対して，1995 年と 2000 年に食物摂取頻度調査を施行し，2014〜2015 年に心の検診を受けた 63〜82 歳の 1,181 人の被験者を抽出しました。うち 95 人がうつ病と診断されました。被験者を魚介類の 1 日摂取量，n-3 PUFA 摂取量をもとに四分位量で均等に 4 群に分けて，それぞれの群でのうつ病発症率を比較したところ，①魚介摂取量では 111.1 g/日（OR＝0.44，95％CI＝0.23-0.84），②EPA で は 307.7 mg/日（OR＝0.54，95％CI＝0.30-0.99），③ドコサペンタエン酸（DPA）では 123.1 mg/日（OR＝0.42，95％CI＝0.22-0.85）の摂取群で，最小量摂取群に比べてうつ病発症率が有意

に低かったのです。この結果からは，魚介摂取量との相関関係が得られず，最大効果の至適用量があるようにみえます。

n-3 PUFA の抗うつ効果の機序については，うつ病の病態仮説として近年注目されている脳内のサイトカインによる慢性炎症[73] を抑制する作用があるのではないかと想定されています。n-6 系脂肪酸であるアラキドン酸などが代謝されてプロスタグランジン E_2 などの炎症系サイトカインが合成され，神経系の慢性炎症を惹起しますが，n-3 系脂肪酸は，n-6 系脂肪酸の代謝を拮抗的に阻害して，慢性炎症のプロセスを遮断するのではないかと考えられています[74, 75]。

b　葉酸

葉酸は，緑色野菜であるあさつき，からし菜，枝豆，ほうれん草，グリーンアスパラガス，春菊，ブロッコリーや，レバーに多く含まれます。

葉酸とセロトニン代謝には関連があることが知られています。葉酸は，DNA 合成やアミノ酸代謝（ホモシステインからメチオニンの生成）において，重要なメチル基供与体として作用します。ホモシステインがセロトニン代謝に関係する S-アデノシルメチオニン（SAM）へ変換する際にも葉酸が必要です。また，葉酸は，テトラヒドロビオプテリン（BH_4）の生成反応に関与していますが，BH_4 は，セロトニン，ドーパミン，ノルアドレナリンの生合成酵素（水酸化酵素）の補酵素です。

精神疾患では，葉酸欠乏は普遍的に認められ，薬物治療反応性不良に関係しているといわれています。葉酸の抗うつ効果に関しては，3 本のランダム化比較試験（247 例）が報告されています。151 名が参加した2 つの研究で，葉酸付加により，ハミルトンうつ病評価尺度（HDRS）が平均 2.65 ポイント（95％CI＝0.38-4.93）改善したと報告されています[76]。残りの 1 本（96 名）の試験では，トラゾドンと葉酸の抗うつ効果が比較されましたが，有意な差は認められませんでした。一連の試験

では，葉酸の忍容性，安全性に関して問題はありませんでした。

c テアニン

テアニン（L-テアニン：N-エチル-L-グルタミン）は，緑茶に特異的に含まれるグルタミン酸類似のアミノ酸の1種で，緑茶の旨味成分といわれます。テアニンには，脳波のα波を増加する，ストレスに対する自律神経系の反応を抑止する働きもあり，ストレス状況に対しての効果が期待されます。

功刀浩らのグループは，大うつ病性障害患者20名に，テアニン（250 mg/日）をオープンで8週間投与し，投与前，投与から4週後，8週後のうつ症状，不安症状，睡眠障害，認知機能について評価しました[77]。その結果，テアニン投与によって，多くは4週間以内に症状改善が得られました。副作用は認めず，試験途中の脱落も皆無でした。

ここで取り上げた抗うつ効果が期待できる食品由来の物質は，青魚，緑色野菜，緑茶と，伝統的な日本食で用いられる食材に多く含まれています。これらは，動脈硬化予防や認知機能の維持に効果があるとされる食品群に一部重複しています。脳血管の老化を防ぎ，脳血流を保つのに有用な薬剤が，耐ストレス効果や抗うつ効果においても期待されているのです。

3 まとめ

お金と時間のかかる民間療法や厳しい身体トレーニングなどでなく，日々の生活における姿勢や所作，食事の営みの中から，心と体によいことを取り上げました。最も大切なことは，これらの日々の営みが心と体の調律に効いているかもしれないと実感できること，そして，いつでも

どこでも，息を吸うように実践できることなのかもしれません。

（渡邉博幸）

文献

1) Alain・著，神谷幹夫・訳：幸福論．岩波書店，1998，p.314
2) Goleman D・著，土屋京子・訳：SQ 生き方の知能指数─ほんとうの「頭の良さ」とは何か．日本経済新聞出版社，2007，pp.373-374
3) 田坂広志・著：まず，世界観を変えよ─複雑系のマネジメント．英治出版，2010，pp.63-67
4) 手島　恵：週刊医学界新聞第2283号．連載　ものの見方・考え方と看護実践（2）新しい世界観とは何か．医学書院，1998
5) Watson J: Nursing on the caring edge; Metaphorical vignettes. Advanced Nursing Science 10(1): 10-18, 1987
6) Bushe GR, Marshak RJ・編著，中村和彦・訳：対話型組織開発─その理論的系譜と実践．英治出版，2018，p.7
7) 前掲書1），p.45
8) 小藤幹恵・編：急性期病院で実現した身体抑制のない看護─金沢大学附属病院で続く挑戦．日本看護協会出版会，2018，pp.46-48
9) Laloux F・著，鈴木立哉・訳：ティール組織─マネジメントの常識を覆す次世代型組織の出現．英治出版，2018，pp.151-155
10) 前掲書9），pp.335-337
11) Larham G・著，金井壽宏・監訳，依田卓巳・訳：ワーク・モティベーション．NTT出版，2009，pp.321-345
12) Lopez SJ, Gallagher M: A Case for Positive Psychology. Lopez SJ, Snyder CR (eds): Oxford Handbook of Positive Psychology Second Edition. Oxford University Press, 2009, p.3
13) Cameron KS, Spreitzer GM: Introduction—What is Positive about Positive Organizational Scholarship? Cameron KS, Spreitzer GM (eds): The Oxford Handbook of Positive Organizational Scholarship. Oxford University Press, 2013, pp.1-14
14) Walters JH: Positive Management—Increasing Employee Productivity. Business Expert Press, 2010, p.4
15) Fox E・著，森内　薫・訳：脳科学は人格を変えられるか？文藝春秋，2014，p.125
16) 白樫三四郎：集団の愚かな意思決定─ピッグス湾，真珠湾そしてウォーターゲート．大阪経済大学論集62（6）：31-44，2012
17) 齋藤　勇・編：対人社会心理学重要研究集1，誠信書房，1987
18) Newman MA・著，手島　恵・訳：マーガレット・ニューマン看護論─拡張する意識としての健康．医学書院，1996，p.123
19) 前掲書15），pp.30-31
20) 帚木蓬生・著：ネガティブ・ケイパビリティ─答えの出ない事態に耐える力．朝日新聞出版，2017，pp.185-193
21) 前掲書20），p.188
22) Dutton JE, Debebe G, Wrzesniewski A: Being Valued and Devalued at Work: A Social Valuing Perspective. Qualitative Organizational Research: Best Papers from the Davis Conference on Qualitative Research, vol.3. Information Age Publishing, 2014

23）Spreitzer G, Porath CL, Gibson CB: Toward human sustainability: how to enable more thriving at work. Organizational Dynamics 41(2): 155-162, 2012

24）梅野直美, 斉藤恭子, 若林稲美, 手島　恵, 飯田貴映子：看護師長のマネジメント力開発―看護師長によるスタッフ承認の評価. 第21回日本看護管理学会学術集会, 2017, p.240

25）Rosso BD, Dekas KH, Wrzesniewski A: On the meaning of work: a theoretical integration and review. Res Organ Behav 30: 91-127, 2010

26）Chi NW, Chung YY, Tsai WC: How do happy leaders enhance team success? the mediating roles of transformational leadership, group affective tone, and team processes. J Appl Soc Psychol 41(6): 1421-1454, 2011

27）Sy T, Côté S, Saavedra R: The contagious leader: impact of the leader's mood on the mood of group members, group affective tone, and group processes. J Appl Psychol 90(2): 295-305, 2005

28）World Health Organization: WHO Patient Safety Curriculum Guide: Multi-Professional Edition, 2011
http://apps.who.int/iris/bitstream/10665/44641/3/9789241501958_jpn.pdf（2018年9月1日確認）

29）Wieck K, Evans M: Developing the Role of Leader. Patricia S, Yoda-Wise (eds): Leading and Managing in Nursing 3rd Edition. Mosby, 2003, pp.19-34

30）Buresh B, Gordon S・著, 早野真佐子・訳：沈黙から発言へ―ナースが知っていること, 公衆に伝えるべきこと. 日本看護協会出版会, 2002, p.27

31）Lefton C: Strengthening the workforce through meaningful recognition. Nurs Econ 30(6): 331-339, 2012

32）Judge TA, Hurst C: How the rich (and happy) get richer (and happier): relationship of core self-evaluations to trajectories in attaining work success. J Appl Psychol 93(4): 849-863, 2008

33）Rath T, Conchie B・著, 田口俊樹, 加藤万里子・訳：ストレングスリーダーシップ　さあ, リーダーの才能に目覚めよう. 日本経済新聞出版社, 2013, p.24

34）Clark C: Building Civility Capacity in Nursing-Removing Incivility from Nursing Practice Requires Improving Communication Skills at All Levels. Advance Healthcare Network for Nurses, 2013

35）Porath C, Pearson C・著, 辻　仁子・訳：無礼が利益を蝕む―敬意の欠如は社員と顧客の喪失につながる. DIAMOND Harvard Business Review, 2013, pp.80-93

36）Spence Laschinger HK, Leiter MP, et al: Building empowering work environments that foster civility and organizational trust: testing an intervention. Nurs Res 61(5): 316-325, 2012

37）Cameron K, Mora C, et al: Effects of positive practices on organizational effectiveness. J Appl Behav Sci 47(3): 266-308, 2011

38）Seppala E: Positive Teams Are More Productive. Harvard Business Review, 2015
https://hbr.org/2015/03/positive-teams-are-more-productive（2018年9月1日確認）

39）Seppala E, Cameron K: Proof That Positive Work Cultures Are More Productive. Harvard Business Review, 2015
https://hbr.org/2015/12/proof-that-positive-work-cultures-are-more-productive（2018年9月1日確認）

40）大森ひとみ：あとがき. Forni PM・著, 大森ひとみ・監修, 上原裕美子・訳：礼節「再」入門―思いやりと品位を示す不変の原則25. ディスカヴァー・トゥエンティワン, 2012, pp.216-222

41）Anderson DL: Organization Development: The Process of Leading Organizational Change 2nd Edition. SAGE, 2012, p.3

42）Haneberg L・著, 川口大輔・訳：組織開発の基本―組織を変革するための基本的理論と実践方法の体系的ガイド. ヒューマンバリュー, 2012, p.x

43) Linley AP, Harrington S, Garcea N (eds): The Oxford Handbook of Positive Psychology and Work. Oxford University Press, 2013, pp.3-9

44) Cooperrider DL: Appreciative Inquiry—Toward a Methodology for Understanding and Enhancing Organizational Innovation. Doctoral Dissertation. Case Western Reserve University, 1986

45) Whitney D, Trosten-Bloom A, Rader K・著, 市瀬博基・訳：なぜ, あのリーダーの職場は明るいのか？ ポジティブ・パワーを引き出す5つの思考法. 日本経済新聞出版社, 2012, pp.288-290

46) Winter R: Some Principles and Procedures for the Conduct of Action Research. Zuber-Skerritt O (ed): New Directions in Action Research. Routledge, 1996, p.14

47) Stringer ET・著, 目黒輝美, 磯部卓三・訳：アクション・リサーチ. フィリア, 2012, p.22

48) 杉万俊夫：質的方法の先鋭化とアクションリサーチ. Japanese Psychological Review 49(3): 551-561, 2006

49) 前掲書26), pp.205-210

50) Vacharkulksemsuk T, Sekerka LE, Fredrikson BL: Establishing a Positive Emotional Climate To Create 21st-Century Organizational Change. Askansy NM, Wilderom CPM, Peterson MF, (eds): The Handbook of Organizational Culture and Climate 2nd Edition. SAGE, 2011, p.105

51) Ulrich D, Ulrich W: The Why of Work: How Great Leaders Build Abundant Organizations That Win. The McGraw-Hill, 2010, pp.35-36

52) Pugh BJ, Woodward-Smith M・著, 井部俊子・訳：ナースマネジャー──部下とよりよい関係をつくる実践ガイド 第2版. 日本看護協会出版会, 2000, pp.84-86

53) May N, Becker DM, et al: Appreciative Inquiry in Healthcare—Positive Questions to Bring Out the Best. Crown Custom Publishing, 2011, pp.105-111

54) Schereiner L: Positive Psychology and Higher Education. Wade J, Marks L, Hetzel R (eds): Positive Psychology on the College Campus. Oxford University Press, 2015, p.145

55) Seemiller C, Grace M: Generation Z: educating and engaging the next generation of students. ABOUTCAMPUS 22(3): 21-26, 2017

56) 日本経済新聞社・編：ジェネレーションY─日本を変える新たな世代. 日本経済新聞出版社, 2005, pp.9-20

57) Robbins SP・著, 髙木晴夫・訳：新版 組織行動のマネジメント─入門から実践へ. ダイヤモンド社, 2009, p.34

58) HAYS：1990年代後半生まれの「Z世代」の人材にとって魅力的な職場とは？
https://www.hays.co.jp/press-releases/HAYS_1900163JP（2018年9月1日確認）

59) Kaba A, Wishart I, et al: Are we at risk of groupthink in our approach to teamwork interventions in health care? Med Educ 50(4): 400-408, 2016

60) Etemadi M, Darab MG, et al: Social loafing among nurses and its relation with organizational justice. Int J Educ Psychol Res 1(2): 125-130, 2015

61) Wilson VE, Peper E: The effects of upright and slumped postures on the recall of positive and negative thoughts. Appl Psychophysiol Biofeedback 29(3): 189-195, 2004

62) Michalak J, Mischnat J, Teismann T: Sitting posture makes a difference-embodiment effects on depressive memory bias. Clin Psychol Psychotherapy 21(6): 519-524, 2014

63) Nair S, Sagar M, et al: Do slumped and upright postures affect stress responses? A randomized trial. Health Psychol 34(6): 632-641, 2015

64) Wilkes C, Kydd R, et al: Upright posture improves affect and fatigue in people with depressive symptoms. J Behav Ther Exp Psychiatry 54: 143-149, 2017

65) Krogh J, Hjorthøj C, et al: Exercise for patients with major depression: a systematic review with meta-analysis and trial sequential analysis. BMJ Open 7(9): e014820, 2017

66) Harvey SB, Øverland S, et al: Exercise and the Prevention of Depression: Results of the HUNT Cohort Study. Am J Psychiatry 175(1): 28-36, 2018

67) Kim SD: Effects of yogic eye exercises on eye fatigue in undergraduate nursing students. J Phys Ther Sci 28(6): 1813-1815, 2016

68) Kim SD: Effects of yogic exercises on life stress and blood glucose levels in nursing students. J Phys Ther Sci 26(12): 2003-2006, 2014

69) Jeter PE, Slutsky J, et al: Yoga as a Therapeutic Intervention: A Bibliometric Analysis of Published Research Studies from 1967 to 2013. J Altern Complement Med 21(10): 586-592, 2015

70) Cramer H, Krucoff C, Dobos G: Adverse events associated with yoga: a systematic review of published case reports and case series. PLoS One 8(10): e75515, 2013

71) Appleton KM, Sallis HM, et al: Omega-3 fatty acids for depression in adults. Cochrane Database Syst Rev 5(11): CD00469, 2015

72) Matsuoka Y, Sawada N, et al: Dietary fish, n-3 polyunsaturated fatty acid consumption, and depression risk in Japan: a population-based prospective cohort study. Transl Psychiatry 7(9): e1242, 2017

73) Miller AH, Maletic V, Raison CL: Inflammation and its discontents: the role of cytokines in the pathophysiology of major depression. Biol Psychiatry 65(9): 732-741, 2009

74) Kiecolt-Glaser JK, Belury MA, et al: Omega-3 supplementation lowers inflammation and anxiety in medical students: A randomized controlled trial. Brain Behav Immun 25(8): 1725-1734, 2011

75) Kiecolt-Glaser JK, Belury MA, et al: Omega-3 supplementation lowers inflammation in healthy middle-aged and older adults: A randomized controlled trial. Brain Behav Immun 26(6): 988-995, 2012

76) Taylor MJ, Carney SM, et al: Folate for depressive disorders: systematic review and meta-analysis of randomized controlled trials. J Psychopharmacol 18(2): 251- 256, 2004

77) Hidese S, Ota M, et al: Effects of chronic l-theanine administration in patients with major depressive disorder: an open-label study. Acta Neuropsychiatr, 29(2): 72-79, 2017

7

何より大切なのは心と体のバランス

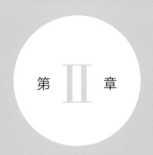

第 II 章

自ら考え，行動し，助け合う文化をつくるために
――ポジティブ・マネジメントの理論とプロセス

　第 I 章では，これからの組織においては問題の解決ではなく目標志向や理念共有をめざしたマネジメントが求められることをみてきました。では，組織におけるポジティブな感情とは具体的にどのようなものなのでしょうか。そしてメンバーが目標を志向し，理念を共有するプロセスとは，どのようなものであり，その過程でメンバーにどのような変化が現れるのでしょうか。
　この章では，ポジティブ・マネジメントは組織メンバーに対してどのような働きかけを行い，何を達成しようとするのかを詳しく検討していきます。さらに計画と実践の具体的なステップを解説し，最後に組織の"ポジティブ度"を測るうえで参考となる指標を紹介します。

1 感情・学習・組織行動
ポジティブ・マネジメントがめざすこと

　ポジティブ・マネジメントの理解を深めるために，まず，「ポジティブ」とはそもそもどういう意味なのか，そして経営資源としての「ポジティブ感情」はどのようなものなのかについて考えていきましょう。

1 経営資源としてのポジティブ感情

　ポジティブという言葉は，もともと"明文化された""疑問の余地がない"という意味の言葉でした。ここから"自信に満ちた，積極的な，肯定的な，実際的な"という意味が生まれ，さらに（予防接種の陽性反応のように）"（目には見えない何かが）そこにあることをはっきりと示す""（状況が）望ましい方向に進んでいる"という意味合いでも使われるようになってきました。

　ポジティブ心理学の研究者，バーバラ・フレデリクソンは，ポジティブな感情の例として，喜び（joy），感謝の気持ち（gratitude），安らぎ（serenity），興味（interest），希望（hope），誇らしさ（pride），楽しさ（amusement），ひらめき（inspiration），敬う気持ち（awe），愛（love）といった感情を挙げています[1]。

　こうした感情は"本当に移ろいやすい，微妙なもの"です。しかし，例えば上司から心のこもったアドバイスをもらい，ありがたいという感謝の気持ちを抱いたことがきっかけで，苦手意識を克服し，仕事に打ち

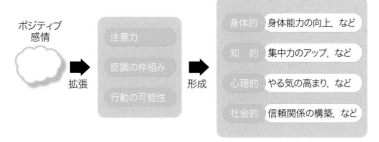

ポジティブ感情　　　　注意力　　　　身体的　身体能力の向上，など

　　　　　　　　　　　認識の枠組み　　知　的　集中力のアップ，など

　　　拡張　　　　　　行動の可能性　　心理的　やる気の高まり，など

　　　　　　　　　　　　　形成　　　　社会的　信頼関係の構築，など

図Ⅱ-1｜ポジティブ感情の拡張-形成理論

込めるようになったという状況を想像してください。ここでは，移ろいやすい感情が生まれたことで目を向ける範囲や認識の枠組みが広がり，そこから活発な行動が促進されることによって，さまざまなかたちで将来に影響を与える現実の変化，すなわち身体的・知的・心理的・社会的なリソースが形成されています。こうした感情の働きをポジティブ感情の**拡張-形成理論**と呼びます（図Ⅱ-1）。

　この理論によれば，ポジティブ感情は個人的なレベル，他者とのかかわり合い（関係）のレベル，集団や組織全体のレベルの3つのレベルで行動に影響を及ぼします。

　まず，ポジティブ感情には現状だけでなく，将来に対しても疑いのない確信を抱き，注意や認識，行動の幅を広げるという個人的な側面があります。そして，他者とのかかわり合いから生まれるポジティブな感情は，認識や行動の幅を広げるきっかけをつくり出します。さらに，集団や組織のメンバー全員がポジティブな感情を共有すれば，（あるメンバーの何気ない考えや行動が，ロールモデルとして他のメンバーに影響を与えるような関係が組織全体に広がるかたちで）社会的なリソースが生み出されるという働きもあるのです。

　したがって，組織におけるポジティブな感情の役割を考えるために

は，個人の内面だけでなく，メンバー間のかかわり合いを通して生み出される感情や，組織メンバー全体で共有する感情という3つのレベルからとらえていくことが大切です。

では，ネガティブな感情とはどのようなものなのでしょうか？　フレデリクソンによれば，ネガティブな感情には特定の行動を促すことで判断の幅をせばめる働きがあります。逃走本能によって引き起こされる恐れや，攻撃本能から生まれる怒り，忌避行動につながる憎悪などの感情のように，注意の範囲や認識の幅，行動の可能性をせばめるのです。このように，ネガティブな感情には組織全体の行動を固定化し，新たな行動を抑える働きがあります。

こうした感情の働きの違いは，ポジティブな組織感情が重要な経営資源であることを示しています。組織をマネジメントするにあたっては，組織のメンバーが抱くネガティブな感情を和らげ，メンバー全員がポジティブな感情を共有できている状態をつくり出すことが，管理者にとっての大きな課題なのです。

2　環境変化と自己組織化能力

激しい環境変化に柔軟に対応するためには，ポジティブな組織感情を醸成し，認識や行動の幅を広げることで，新たな考え方や行動を組織全体で生み出していく必要があります。しかしこれまでに提唱されてきたマネジメントの考え方には，感情の視点から組織行動をとらえる発想がほとんどありませんでした。

❶"完璧な機械"という理想

これまでのマネジメントが理想としてきたのは，"完璧な機械"とし

ての組織でした。組織が安定的に動くためには，1人ひとりのメンバーが与えられた機能を間違いなく，正確に，そして効率的に果たし，人によるバラつきのない状態をつくる必要があると考えられてきました。組織のメンバーに求められたのは，常に変わらない明確で正確な行動を"する"ことであり，移ろいやすい感情を"感じる"ことは，機械としての正確な動作を乱し，妨げる要因だと考えられてきたのです。

　しかし第Ⅰ章で述べられていたように，現代の組織のマネジメントには，激動する環境のもと，さまざまな関係者との複雑で流動的なかかわり合いの中で，組織行動を柔軟に調整することが求められています。こうした状況では，それまでの理想だった"完璧な機械"としての安定性や正確さは，むしろ硬直性や閉塞感を生み出す要因としても働くようになりました。

　このことはコロナ禍の初期においてきわめて明確になりました。すばやく柔軟にさまざまな関係者とのネットワークを構築し，これまで取り組んだことのない解決策を手探りする必要に迫られる状況では，これまでマネジメントで理想とされてきた"完璧な機械"としての側面が，大きな障害となって立ち現れてきたのです。

❷"生命体"としての組織

　そこで，**自己組織化能力**をもつ"生命体"としての組織が，これからの組織の理想の姿として語られるようになってきました。DNAはまったく同じでありながら，生物の各細胞は全体のどこに位置しているのかに応じて細胞分裂の際に読み込む箇所を変え，骨や筋肉，血液や神経といったさまざまなかたちに変化します。このように，自己組織化能力とは，より大きな全体とのつながりの中で，組織メンバーが考え方や行動を柔軟に変化させ，自ら新しい秩序を生み出していく力です（図Ⅱ-2）。

　こうした力をもつ組織を，ピーター・センゲは**学習する組織**と呼んで

感情・学習・組織行動　ポジティブ・マネジメントがめざすこと

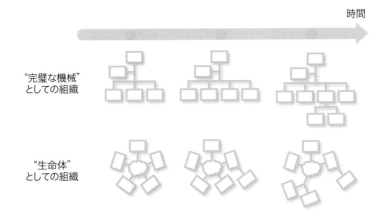

図Ⅱ-2 │ 2つの組織：“完璧な機械”と“生命体”としての組織

いますである。学習する組織をつくり上げるには，“独立した，互いに関連のない力で世界がつくられているという思い込み”を捨て，メンバー1人ひとりが“より大きな全体とつながっている感覚”をもつ必要があります。そのうえで“心から望んでいる結果を生み出す能力を拡大させる”と同時に，メンバーが常に学びを深め，新しい発展のパターンを養える環境を整えることによって，“学習する組織”が生み出されるのです。

　自己組織化能力の高いメンバーは，1人ひとりが“走りながら”組織の理想を思い描き，組織内外のメンバーとの協働の可能性を模索します。そして試行錯誤を繰り返しながら，関係者全員が心から納得できる考え方や行動を見つけ出し，つくり出していくのです。

　もちろんそこには対立や衝突といった一時的な混乱が生じることもあるでしょう。しかしそうした状況を乗り越え，思い描く理想の状態をメンバー全員で共有するとともに，協働作業やチームワークを通じて組織の理想を実現する力をはぐくんでいくことで，組織や部門，立場や役割を超えて，誰もが納得できる考え方や行動パターンを見つけ出すことが

できるのです。

　コロナ対応を思い起こせば，このことは容易に理解できるでしょう。未曾有の事態を前に，新たな取り組みを手探りで見つけ出さなければいけない状況では，対立や衝突が生まれがちです。しかし，そうした一時的な混乱を乗り越えないかぎり，新たな連携や取り組みを生み出すことはできないのです。

　ポジティブ・マネジメントは，ポジティブな組織感情を促し，新たな組織行動に結びつけます。それはメンバー1人ひとりの感情に焦点を当てながら学習する組織をつくり上げ，現代の組織に求められる自己組織化能力をはぐくむ取り組みだといえるでしょう。

3　ポジティブ・マネジメントのプロセスとレベル

　では，ポジティブ・マネジメントでは，どのようにして個人・組織の感情や行動の変化を生み出すのでしょうか？　これを明らかにするために，組織メンバーに対する管理者の働きかけを2つのプロセスと3つのレベルという視点から考えていきましょう。

❶働きかけの2つのプロセス

　管理者による組織メンバーへのさまざまな働きかけは，**メンバーの感情に働きかけるプロセス**（ネガティブな感情をポジティブなものに変える）と，**ポジティブな感情をメンバーの具体的な行動に結びつけるプロセス**（ポジティブな感情から生まれるモチベーションの高まりを，実践に反映する場をつくり出す）とに分けることができます（図II-3）。

　2つのプロセスの違いを理解するために，例えばメンバー同士で看護観を語り合ってもらったところ，話はとても盛り上がったものの，その

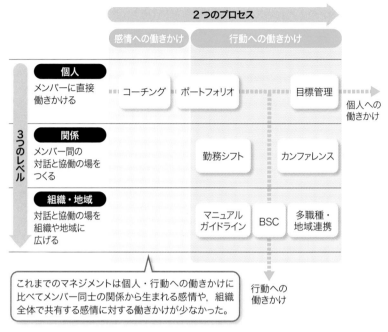

図II-3｜2つのプロセスと3つのレベル

後の実践には変化がみられないという状況を想像してください。ここでは，仕事へのポジティブな感情は喚起できたが，その感情を具体的な行動に落とし込むための働きかけが不足しています。

　では，新たな取り組みのためにチームを編成し，マニュアルやガイドラインを整備したが，"やらされ感"を抱くメンバーが少なくないという状況では何が起きているのでしょうか。この場合は，具体的な行動への働きかけは行っているが，新たな取り組みへのポジティブな感情を生み出すための働きかけが足りないのです。

　1人ひとりが自己組織化能力をもち，組織全体が"生命体"として動く状態をつくり上げるには，やるべきことの意味や意義をポジティブな感情とともに"感じる"ための働きかけと，移ろいやすい感情を具体的

な行動にしっかりと結びつけるための働きかけという，2つのプロセスをうまくバランスさせる必要があるのです。

❷働きかけの3つのレベル

　メンバーへの働きかけというと，1人ひとりに対して指示や命令，助言や支援を行うといった**個人レベルの働きかけ**が想像されがちです。しかし，メンバーへの働きかけはそれだけにとどまりません。

　「あのスタッフは何度言ってもわかってくれない」という言葉を耳にすることがあります。しかし優れた管理者は，言葉で直接伝えてもなかなか理解してくれないスタッフがいれば，他のメンバーとの対話や協働を通して学びを深める機会をつくったり，組織全体での取り組みに加わることで自分自身を振り返ってもらう方法を模索するなど，さまざまなレベルでの働きかけのバリエーションを増やそうと努力します。

　こうした視点からメンバーへの働きかけをとらえ直すと，カンファレンスでメンバー同士のディスカッションを促したり，業務シフトや新たな取り組みのチーム編成を戦略的に考えることは，メンバー間に対話や協働の場を生み出し，他のメンバーとのつながりを通して意識と行動の変化に働きかけること（**関係レベルの働きかけ**）だといえます。

　また，組織全体でのマニュアル・ガイドラインの整備やバランスト・スコアカード（BSC）の取り組みは，組織全体の行動への働きかけ（**組織レベルの働きかけ**）です。さらに，チーム医療体制・多職種連携の推進や地域包括ケアシステムの構築をめざして，さまざまなメンバー間の対話や協働の場を組織や地域全体に広げる取り組みは，ポジティブな意識と行動を生み出すメンバー間の関係を組織や地域を構成するメンバー全体へと，組織レベルの働きかけの範囲をさらに広げるものだといえるでしょう。

　コロナ対応において，管理者としてメンバーにどう働きかけていたの

かを思い出してください。それは，メンバー1人ひとりに対する個人レベルの働きかけ，メンバーどうしの関係に対する働きかけ，チームや組織を構成するメンバー全体に対する組織レベルの働きかけという3つのレベルの働きかけで成り立っていたはずです。

　移ろいやすい感情は，誰かに命じられても，あるいは自分でそうしようと思ったとしても，その通りに感じられるものではありません。ポジティブな感情を生み出すためには，対話や協働の場といったメンバー間の関係に働きかけ，自然に感情がわき上がる環境をつくる必要があります。そして他のメンバーとともに具体的な取り組みを実践することによって，わき上がった感情を現実の組織行動の変化に結びつけることができます。

　3つのレベルでの働きかけは，個人の内面に生まれるポジティブな感情を，他のメンバーとの対話と協働による拡張-形成を通じて，現実の組織行動の変化に結びつける試みなのです。

❸ポジティブ・マネジメントでこれまでの取り組みを補う

　こうした視点から管理者の取り組みを振り返ると，これまでのマネジメントでは，メンバー1人ひとりへの，そしてメンバーの行動への働きかけが主体で，メンバー間の関係から生み出される感情や，組織全体で共有される感情への働きかけはあまり行われてこなかったことがわかるでしょう。

　ポジティブ・マネジメントに取り組むということは，従来の取り組みをすべて捨て去り，まったく新たな取り組みを一からはじめるということではありません。ポジティブな感情がどのように生まれ，それが望ましい行動が生まれる過程でどのような役割を果たすのか。そうした感情が自然にわき上がる環境を整えるためには何が必要かという視点から，これまでの取り組みに不足していた部分を補い，メンバーの自己組織化

能力を高めることによって，激しい環境変化に柔軟に対応できる"生命体"としての組織をつくり上げることなのです。

　ポジティブ・マネジメントを行うにあたって，2つのプロセス・3つのレベルからの働きかけをすべて計画に盛り込む必要はありません。しかし組織の現状を認識し，取り組むべき課題をしぼり込む際に，どの部分に問題が生じているのか，どこに焦点を当てて取り組みを行えば問題が解決するのかを，2つのプロセスと3つのレベルの枠組みに沿って考えることで，ポジティブ・マネジメントの全体的な方向性を明確にすることができます。

　こうした心がまえは，コロナ対応のような状況では特に重要です。ネガティブな感情ばかりが生まれがちな状況を少しでも変えるためには，どこにどのように働きかければメンバーが前向きに仕事に取り組むことができるのかをしっかりと見極めることが大事なのです。

4　感情と学習

　ポジティブ・マネジメントの2つのプロセスと3つのレベルは相互に深く結びついています。このことを理解するために，メンバー1人ひとりのポジティブな感情がどのようなかたちで組織行動として現れるのか，そうした行動を生み出す要因は何なのかについて考えてみましょう。

❶感情・思考・行動の関係

　組織行動学者のアージリスとショーンは，感情が思考と行動をどのように結びつけ，それが組織全体にどのような影響を与えるかという視点から，組織によくみられる思考-行動の2つのパターンを明らかにしました[3]。彼らがモデルⅠ，モデルⅡと名づけた思考-行動パターンを，

表 II-1 ｜ 防衛的思考と建設的思考

	感情/思考	行動	組織への影響
防衛的思考	●目標を立て，達成する ●勝ちたい（負けたくない） ●合理的でありたい ●否定的な感情を抑制する	●環境をコントロールしたい（説得，大義名分） ●1人で課題を背負い込む ●自分を守る（責める，紋切り型，かしこぶる） ●人を傷つける可能性のある情報を隠す ●内輪で集まる	●統制・競争 ●無関心 ●表面的な関係 ●不信 ●関係の悪化
建設的思考	●本当のことを知りたい ●状況を理解したうえで行動したい ●振り返りを行い望んだ通りに行動したい	●メンバーの主体性を尊重する ●みんなで課題に取り組む ●自己の成長と組織の成長を重ね合わせる ●自己矛盾に気づく ●お互いを守る	●建設的な行動 ●個性の尊重 ●信頼 ●問題を直視する ●良好な関係構築

（Argyris C, Schon D: Theory in Practice: Increasing Professional Effectiveness. Jossey-Bass, San Francisco,1974）

ここでは"防衛的思考""建設的思考"と呼ぶことにします。この2つのパターンには，思考と行動の結びつき，そこから生まれる行動パターン，それが組織に及ぼす影響が具体的に示されています。

　ここで2人が"思考"と呼んでいるものは，アタマの中に描かれる抽象的な概念ではなく，現状や将来に対する願望や拒否感といった感情から生まれる行動の原理・原則です。そのため，**表 II-1**では，2つの思考の根底にあるものを"感情/思考"と表記しています。

　防衛的思考は，目標達成意欲は高いものの，他の人に勝とうと（負けまいと）する感情や思考が支配的な行動パターンです。この結果，大義名分に訴えたり，説得を試みることで，想定外の事態を避けようとすることがあります。また，状況をできるだけ自分の思い通りにコントロールするために，課題を1人で背負い込む傾向があります。

防衛的思考は，第Ⅰ章で触れられていた**ネガティブ・ケイパビリティ**が足りない状態だといえるでしょう。「わけのわからないことや，手の下しようがない状況」は不快であり，困惑するものなので，当面の状況に「とりあえず意味づけをし，何とか“わかろう”と」します。その結果，「〈問題〉を性急に措定せず，生半可な意味づけや知識でもって，未解決の問題にせっかちに帳尻を合わせず，宙ぶらりんな状態を持ちこたえる」力が失われるのです[4]。

　こうした状況は，コロナ対応においてさまざまなかたちで生まれてきたのではないでしょうか。ネガティブ・ケイパビリティが低下し，防衛的思考が高まることで，職場のメンバー間の関係が悪くなったという話をよく耳にします。

　防衛的思考のもとでは，不測の事態が起きると，相手を責めたり，紋切り型の対応で現状維持をはかったり，かしこぶるといった行動が生まれてきます。また，メンバー間の対立を避けるために，人を傷つける恐れのある言動を避け，できるだけ内輪で固まろうとします。この結果，組織の締めつけが厳しくなったり，激しい競争が起きたりします。さらに，そこから互いに無関心で表面的な人間関係や相互不信に満ちた人間関係が生まれることがあります。

　これに対して**建設的思考**に支えられたメンバーは，事実をしっかりと把握したうえで行動し，常に自分自身を振り返りながら，心から望む行動をしたいと考えます。その結果，1人ひとりの主体性を尊重し，みんなで課題に取り組む過程で自分の成長を組織の成長に重ね合わせようとする雰囲気が生まれてきます。

　自己矛盾に気づいたときは素直に行動を改め，互いに守り合う文化がはぐくまれます。（心理的安全性に下支えされた）建設的思考に満ちた組織には，相互信頼にもとづいて問題を直視する文化が生まれ，職場には良好な人間関係がつくられることになります。

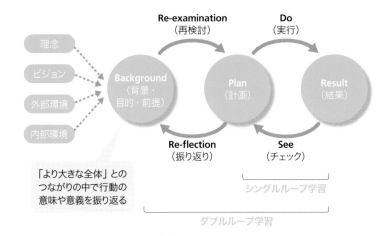

図Ⅱ-4 | シングルループ学習とダブルループ学習

（Argyris C, Schon D: Organizational Learning: A Theory of Action Perspective. Jossey-Bass, San Francisco, 1978 を参考に作成）

　このように，アージリスとショーンは組織メンバーの感情や行動が組織学習や組織行動に大きな影響を与えることを明らかにしました。ここで先述の“学習する組織”を思い出してください。学習する組織とは，自分自身の思い込みを捨て，状況をとらえ直すことで，メンバーが新たな思考にもとづいた行動に踏み出す力をもつと同時に，そのために継続的に学ぶ環境が整えられた組織でした。

　そのような学習，つまり建設的思考に支えられ，事実をしっかりと把握したうえで振り返りを行い，新たな知識を獲得する学習のことを，アージリスとショーンはダブルループ学習と呼び，これをシングルループ学習と対比させています（図Ⅱ-4）[5]。

❷シングルループ学習とダブルループ学習

　シングルループ学習では，まず計画を立て，実行した結果を計画に照らし合わせます。計画と結果との間にギャップがあれば，それを埋める方策を考え，行動を微調整するプロセスを繰り返します。この過程で組

織のメンバーは計画実現のためにすべきこと，そうでないことを学んでいくのです。PDS（plan-do-see）あるいはPDCA（plan-do-check-action）サイクルと呼ばれる職務遂行のサイクルはシングルループ学習のサイクルであり，職場における多くの学びはこのようなかたちで行われています。

　これに対して**ダブルループ学習**では，計画実行後に，前提条件にまでさかのぼるかたちで計画の再検討を行います。例えば，計画の背景，目的，妥当性，外部環境・内部環境の変化など，多角的な視点から振り返りと再検討を行います。そして必要に応じて当初の計画を根本的に変更・修正したり，当初は考えていなかった行動を起こすこともあります。ふだんは意識しない行動の前提条件を問い直し，組織の理念やビジョン，環境や状況の変化などの，より大きな枠組みの中で自分の行動の意味や意義をとらえ直すことで，新たな考えを生み出し，新しい行動に踏み出す方法を学ぶのです。

❸人材育成におけるシングルループ学習とダブルループ学習

　新人看護職員の育成プロセスにあてはめてみれば，どちらのタイプの学習も組織にとって必要不可欠であることがよくわかります。

　仕事を始めたばかりの新人看護師に求められるのは，与えられた職務を間違えずに，正確に，そして効率的に行えるようになることです。そのためには計画（すべきこと）をしっかりと理解し，これに照らして行動の結果を評価する作業を繰り返し行う必要があります。仕事を覚える最初の段階では，シングルループ学習を通じてやるべきことを確実に実行できる力を養う必要があるのです。

　それができるようになると，単に知識やスキルを覚え，型通りの行動を繰り返すのではなく，状況の変化に応じて柔軟に組み合わせを変え，必要に応じて新たな行動を生み出す力が求められます。ある程度仕事が

できるようになると，今度はダブルループ学習によって新たな思考・行動パターンを自ら生み出す力が求められるのです。

このように，シングルループ学習には組織の機能を標準化し，安定化させ，効率化する働きがあり，ダブルループ学習には組織メンバーの認識を変え，新しい行動を促すことで，組織を変化させる力があります。どちらの学習も組織には必要ですが，激しく変化する環境に柔軟に対応するためには，ダブルループ学習を通じた自己組織化能力の向上が大きな役割を果たします。

コロナ対応のような状況では，ダブルループ学習がとりわけ重要です。さまざまな関係者とともに，すばやく柔軟に新たな取り組みを考え，行動に踏み出すためには，それまで"当たり前"だと考えてきたさまざまな前提条件を再検討し，新たな思考・行動パターンを生み出す必要があるからです。

したがって，自己組織化能力の高い組織とは，メンバー 1 人ひとりが，

①ふだんはシングルループ学習を通じてしっかりと仕事のやり方を覚え

②しかし認識や行動を変える必要があれば，思い込みを捨て，新しい思考にもとづいた行動を起こすことができる

組織です。また，メンバー間でそのような思考・行動を生み出す力をはぐくんでいる組織が"学習する組織"だといえるでしょう。

❹建設的思考とダブルループ学習がポジティブな行動を生み出す

ここで，防衛的思考と建設的思考が生み出す組織行動の違いを思い出してみましょう。感情は，新しい行動を生み出すだけでなく，行動を抑制し，避けようとする力としても働きます。防衛的な感情や思考から防衛的な態度や行動が生まれるプロセスでは，感情の力が冷静な振り返りを妨げ，自分でも気づかないうちにシングルループ学習にもとづいた固

定的な行動パターンをとることがあるのです。望ましくない事態に対しておびえや不安などの感情を抱き，むやみに絶望したり，逃避行動に走ったり，あるいは一時的な混乱を避けるために事なかれ主義で行動するようになれば，組織の環境適応能力は衰えるばかりでしょう。コロナ禍の最初期の混乱した状況においては，ネガティブな感情が組織に与えるこうした影響を垣間見る場面があったはずです。

　ポジティブな感情にあふれた組織のメンバーは，状況をまっすぐに受け止め，メンバー同士が支援し合います。そして，より大きな全体とのつながりの中で状況をとらえることでダブルループ学習を深め，組織がよりよい方向に向かうために，多少なりとも自分が影響を与えられる行動を生み出そうとします。ポジティブ・マネジメントのねらいは，ポジティブな感情への働きかけを通じてメンバーの認識と行動に変化を生み出し，ポジティブな感情-思考-行動がうまく循環する組織をつくり上げることなのです。

❺看護ケアとポジティブ・マネジメントの共通点

　ポジティブ・マネジメントがめざす望ましい組織や，そこでのメンバーの行動のあり方は，看護ケアを通じて実現しようとする患者のあり方に似ています。

　『拡張する意識』としての健康観を提唱するマーガレット・ニューマンは，これまで健康が望ましいポジティブな状態としてとらえられる一方で，病気（疾病）は避けるべきネガティブな状態として描かれてきたと述べています[6]。病気は"いつでもどこでも襲いかかる敵"であり，患者は"犠牲者"，そして医学で武装した"軍隊"が，"私たち自身とは別の実態"である病気を打ち倒そうとしてきました。この見方に従えば，健康を実現するためにはネガティブな要素を探し出し，これをすべて取り除く必要があります。

しかし疾病とは，人がそれをどうとらえ，どのように生き，誰とどうかかわりながら，どんな生活を送っているのかという，大きな場から生まれる"生命過程"の一部です。したがって，疾病という目に見える要素を取り除くだけでは，必ずしも望ましい状態が実現するわけではありません。現実と向き合い，疾病を生み出した自分の心と身体，周囲とのかかわり合い，さらに生活形態をつくり上げるさまざまな状況といった，異なるレベルの絡み合いから生まれる"より大きな全体"へ意識を広げることも必要です。こうした"意識の拡張"を実現することで，無意識につき動かされていた自分に気づき，自身の生命過程に積極的にかかわり合えるように意識と行動を変えていくことが可能になるのです。

　意識を拡張させるということは，自分自身の信念や行動と，自分が置かれた環境との間に深いつながりを見出すことであり，自分が望む未来を実現するために行動に踏み出すということなのです。

　ポジティブ・マネジメントがめざしているのは，組織にポジティブな感情をはぐくみ，感情と行動を深く結びつけ，常に全体とのつながりを意識しながら対立や葛藤を乗り越えて，メンバー同士が主体的に協働する環境づくりを行うことです。それは看護師にとってまったく新たな取り組みではなく，日々取り組んでいる看護ケアと同じように，組織のマネジメントを考えていくことだといえるでしょう。

2 | 管理者自身の感情の マネジメント
ポジティブ・リーダーシップの第一歩

　組織メンバーのポジティブな感情をはぐくむために管理者は何をすべきか。これを考えるためには，管理者も組織メンバーの一員であるという意識をもつことが大切です。このセクションでは，管理者が自分自身の感情に気づき，これを望ましい方向に変えるための方法について考えていきましょう。

1 管理者の業務と感情

　ポジティブな組織感情のマネジメントとは，組織メンバーに特定の感情を強要したり，誘導したり，しくんだりすることではなく，メンバー間にポジティブな感情が自然にわき上がってくる関係性を構築することです。移ろいやすい感情をもち，相互に影響を及ぼし合う関係に置かれた生命体の一部として，メンバー1人ひとりと正面から向き合うためには，まず管理者が自分自身の感情と向き合い，その変化のプロセスと要因をしっかりと見極める必要があります。

❶管理者は毎日何をしているのか

　日々の業務で感情がどのような役割を果たしているかと尋ねられたら，管理者の多くは「特に大きな役割は果たしていない」，あるいは「感情に流されないようにしている」と答えるでしょう。しかし毎日の

業務において自分の中で何が起きているのかを，管理者は本当に理解できているのでしょうか。

　では，「管理者として毎日どのようなことをしていますか」という質問にはどんな答えが返ってくるでしょうか。きっと多くの管理者は「計画を立てる」「チームやしくみをつくる」「調整をはかる」「組織の動きをコントロールする」などと答えることでしょう。しかしこうした答えは，管理者が具体的に「何をしているのか」を正確にあらわしているのでしょうか。

　組織行動学者のミンツバーグは，「マネジャーは何をしているのかといった，まさに根本的な問いかけを（これまでの経営学は）してこなかった」と述べています[7]。さまざまな管理者が実際に何をしているのかを克明に調べたミンツバーグらの研究は，これまで“管理”という言葉で考えられてきたものとは大きく異なる管理者の仕事ぶりを明らかにしました。

　この研究で浮かび上がったのは，常に多重課題のただ中にあり，“簡略，細切れ，そして口頭のコミュニケーション”を通じて，多くの仕事を表面的にこなさざるを得ない管理者の姿でした[7]。熟考の末に行動を起こし，計画や調整，チーム編成やコントロールといった仕事をスケジュール通りに進めるのではなく，常にさまざまな想定外の出来事に直面し，間断なく現れる複数のタスクに細切れに対応する毎日を送っているのです。

　ここで管理者は仕事に翻弄され，状況の変化に受動的に反応しているだけなのでしょうか。ミンツバーグによれば，優れた管理者は環境の変化に受動的・機械的に反応するのではなく，目の前の状況の変化を“感じ取り”，状況との“対話”を深めながら，さまざまな試行錯誤の中で思考と行動を結びつけていきます。

　それは陶芸家が作品を生み出すプロセスに似ています。陶芸家は，粘

土を丸め，平らにし，あれこれいじり続け，数日，数か月，数年の歳月をかけて，ようやく理想のかたちを完成させます。これと同様に，組織としてなすべきこと，向かうべき方向性，達成目標の計画が明らかであっても，マネジメントの現場ではすべてが計画通りに運ばないため，管理者は陶芸家のように行動することになります。常に想定外の事態への対応に追われ，チームメンバーや関連部署との調整をはかりながら，当初は考えてもいなかった解決策を探り出す必要に迫られます。管理者の"実際の仕事"とは，常に変化する状況の中で，現場での行きつ戻りつを繰り返しながら戦略を"手づくり"することなのです。

コロナ対応の状況下では，まさにそうした戦略を"手づくり"する必要に迫られる場面がいくつもあったはずです。しかし，程度の差はあれ，ふだんの管理者の仕事においても，そうした想定外の事態への対応に追われる側面が数多く存在しているのです。

❷混乱を管理する

では，そうした状況で管理者の心の中に何が起きるのでしょうか。ラッセル・エイコフによれば，管理者はそこで"混乱"した状況に直面します。"混乱"とは，複雑で不安定，そして不確定な状況のことです。こうした状況では専門知識をあてはめてみても事態を収拾できるとはかぎりません。まさにそれは，「どうにも答えの出ない，どうにも対処しようのない事態に耐える能力」であるネガティブ・ケイパビリティが試される状況なのです[8]。

ここで大切なのは，専門的な知識で"問題解決"（problem solving）を行うことではなく，そもそも何が問題なのかを意味づけること，すなわち"問題設定"（problem setting）をどのように行うかということです。職場は管理者を戸惑わせ，手を焼かせる不確実な問題状況に満ちています。こうした"問題状況"をはっきりとした"問題"として認識す

るためには，そのままでは意味をなさない不確定な状況に一定の意味を与える必要があります。エイコフはこれを"混乱を管理する"と表現しています[7]。

　ここでコロナ対応のことを思い返してください。そこでは，管理者として"混乱を管理する"必要に迫られる瞬間が数多く生まれていたのではないでしょうか。最初期の段階では，専門的知識をあてはめて解決すべき"問題"そのものが不明確であり，そもそも"何が起きているのか?"，そして"何が重要なのか?"を明らかにするための意味づけ（"問題設定"）を行わなければ先に進めないことが多かったはずです。

　こうした状況では，管理者にかぎらず組織のあらゆるメンバーの心の中にさまざまな感情が生まれます。そこから（無意識のうちに）防衛的思考や建設的思考が生み出され，管理者自身の行動だけでなく，組織行動にも大きな影響を与えることになります。したがって，ポジティブ・マネジメントのリーダーシップを発揮するための第一歩は，

①管理者が組織メンバーの1人である自分自身の感情にしっかりと目を向ける

②試行錯誤を通じて，そうした感情が自身の仕事や組織行動にどのような影響を与えているかに気づく[9]

③これをポジティブな方向に変えるプロセスを体感する

　ことなのです。

2　感情に気づく・感情を変える

　管理者が，ポジティブな感情をきっかけに自分自身が変化するプロセスをしっかりと理解するためには，まずは自分自身が抱くネガティブな感情の本質に気づき，この感情がどのようにポジティブな感情に変化す

1. 定期的な感情の振り返りを行う

始業前などに、毎日決まった時間（2〜3分程度）、会議室などのできるだけ静かな場所で、今自分がどのような感情を抱いているのかを振り返る。

2. 感情を正面から受け止める

息苦しさや重苦しさ、あるいは晴れ晴れした感覚や、ゆったりした軽やかさなど、自分がどのような感覚を抱いているのかに目を向ける。

3. 感情の原因や仕事への影響について想像する

しっかりと感情を把握できたら、こうした感情が何によって生まれてきたのかを想像する。また、その感情が仕事への取り組みにどのような影響を与える可能性があるのかについて想像する。

表Ⅱ-3 | 感情を変えるエクササイズ

1. 強いネガティブな感情を振り返る

強いネガティブな感情を抱いたときに、5〜10分程度の時間をかけ、できるだけ静かな場所で、今自分がどのような感覚を抱いているのかを振り返る。

2. 感情をしっかりと受け止める

「感情に気づくためのエクササイズ」と同様に、自分がどのような感情を抱き、どう"感じて"いるのかについて、じっくりと思いを巡らせる。

3. 感情を生み出す暗黙の前提を探す

自分が感じている強い感情の背後にある、無意識に（そして多くの場合無条件に）正しいと考えている前提を探す。

4. 前提を変えてみる

次に3. で明らかになった無意識の前提が、必ずしも正しくないと考えてみる。

5. 自分の感情に起きる変化を振り返る

無意識の前提を変えて状況を振り返ったときに、当初感じていた強い感情にどのような変化が起きるのかをしっかりと感じとる。

るのかを実感する必要があります。ここではそのために役立つ簡単なエクササイズを紹介します（表Ⅱ-2，Ⅱ-3）。

❶感情に気づく

「感情に気づくためのエクササイズ」は、自分の感情に目を向け、そ

の感情が仕事や人とのかかわり合いにどのような影響を与えているのかについて内省するためのものです。

　不確定な状況に置かれた管理者は，無意識のうちにさまざまな感情を抱いているはずです。しかしそれを抑制したり，十分に意識しないままでいることが少なくありません（コロナ対応の状況下での自分自身の感情のあり方を思い出してみてください。最初は自覚できていなかったさまざまな感情が，状況が長引くにつれて，メンバーにだんだんと"伝染"し，結果的にチームや組織に悪い影響を与えたことはありませんか？）。組織感情と向き合うためには，まず自分が抱いている感情に気づき，それが自分の仕事や組織のあり方にどのような影響を与えているのかを十分に理解することが大切です。

　毎日決まった時間に，静かに集中できる場所で，今自分が何を感じているのかに意識を集中させてみてください。それは焦りや不安，ストレスといったネガティブな感情かもしれませんし，満足感，ワクワク感のようなポジティブな感情かもしれません。

　ここで重要なことは，自分が感じているものを"焦り"といった言葉にするのではなく，どのような"感覚"なのかをはっきりと感じとることです。それは心臓や胃のあたりに感じられる重苦しさかもしれません。肩や腰，首のあたりの痛み，あるいは全身から力が抜けていく感覚かもしれません[1]。このように感情に意識を向けることで，感情につき

---

[1]
このエクササイズは，ユージン・ジェンドリンが提唱する"フォーカシング"を参考にしたもの。ジェンドリンは，まだ言葉にできていないが，身体に感じられる感覚に意識を向け，これを名づけることによって"とらわれ"から解放されると述べている。このエクササイズでは，まず自分が何を感じているかを自覚することに重点を置いている（Gendlin ET・著，村山正治・訳：フォーカシング．福村出版，1982）。

[2]
近年，大きな注目を集めるマインドフルネスは，呼吸法や瞑想，ヨガなどの実践を通して，今この瞬間に自分の身体や心に生じている変化に注意を向け，評価を下すことなく感覚を受け入れられる状態のこと[10]。このエクササイズも，マインドフルな状態で自分の感情に意識を向けるというねらいがある。

動かされている自分を"その内部で"感じ，自分の中で動いている感情を"上から"眺めることが可能になります[2]。

　しっかりと感情を把握できたら，こうした感情が生まれてきた背景を想像してください。不安や焦りの原因は，今日の午後に予定されている打ち合わせかもしれませんし，数日前のトラブルかもしれません。また，満足感やワクワク感は，これまでの取り組みが実を結び始めたことを予感させる，ここ数日来の出来事によるものかもしれません。

　では，そうした感情が仕事にどのような影響を与えているのかについて思いを巡らせてみましょう。特に人とのかかわり合いや，新しい行動を生み出すうえで，こうした感情がどのような役割を果たしているのかについて考えます。例えば，漠然とした不安感が部下に仕事を任せるうえでの障害になっている，あるいは積極的な取り組みを抑制しているのではないか。このように思いを巡らせることで，ふだんは意識に上ることの少ない感情の役割についての認識を深めることができます。

　ここで，"混乱の管理"を思い出してください。不確定な状況で問題解決を行うためには，まず混乱した"問題状況"に意味を与え，"問題設定"を行う必要がありました。このエクササイズを行うと，不確定な状況を意味づけられないことがネガティブな感情を生む大きな要因になるということがわかります。また，混乱した状況に一定の意味を見出すことができれば，それが達成感や満足感などのポジティブな感情を生み出すきっかけになるということも実感できるでしょう。

　このエクササイズの目的は，ニューマンの"拡張する意識"を通じた癒やしの過程と同じように，自分自身の感情に目を向け，混沌とした状況の不確かさと曖昧さの真っただ中にいる自分が，環境とのかかわり合いにどのような意味を見出しているのか（見出せていないのか）を理解することです。その結果，一時的な感情の混乱をくぐり抜け，"古い限界を超越する"ことによって，"より大きな全体とつながっている感覚"

をはぐくむことができます。こうした経験が，「不確かさの中で事態や情況を持ちこたえ，不思議さや疑いの中にいる能力」であるネガティブ・ケイパビリティを高めるのです[11]。

　コロナ対応の状況下では，まさにそうしたことが起きていたはずです。何が何だかわからない状況に投げ込まれ，最初はさまざまなメンバーに一時的な感情の混乱が生まれるが，不確かさと曖昧さの真っただ中でメンバーが力を合わせ，試行錯誤を続けるうちに，状況の意味がしだいに明らかになっていく。そうした修羅場をくぐり抜ける過程で，ネガティブ・ケイパビリティが高まり，"意識の拡張"が実現していたのではないでしょうか。

❷感情を変える

　次は，「感情を変えるエクササイズ」です[3]。感情を変えるということは，感情を無視することでも，抑えつけることでもありません。それは感情に"駆り立てられている"自分と，そのような感情を生み出している状況とのつながりに気づくことを通じて，目の前の状況を異なる視点から意味づけ，状況とのかかわり方を変えられるようになることです。このエクササイズで生まれる変化こそが，ポジティブ・マネジメントで1人ひとりのメンバーに生み出そうとする変化に他なりません。

　まず，フラストレーションや怒り，大きな不安など，ネガティブな感情を強く感じることがあれば，静かな場所で，今自分が何を感じているのかに意識を向けます。「感情に気づくためのエクササイズ」と同様に，感覚に意識を集中させ，しっかりと感情を受け止め，その感情を生み出した背景について思いを巡らせてください。

3

このエクササイズは，認知行動療法の1つであるアルバート・エリスの論理療法（REBT：Rational Emotive Behavior Therapy）を参考にしたもの（Ellis A: Reason and Emotion in Psychotherapy, revised and updated edition. Birch Lane Press, 1994）。

強いネガティブな感情は，願望や期待，信じていることが裏切られたり，裏切られそうなときに生まれます。じっくりと感情を受け止め，その背景に思いを巡らせると，そこには「～でなければならない」「～をやらなければならない」「相手は十分にわかっていたはずだ」といった，自分が無意識に抱いていたさまざまな前提条件が存在することに気づくのではないでしょうか。

　暗黙の前提が浮かび上がってきたら，今度はその前提が必ずしも正しくないと考えてみてください。「必ずしも～である必要はない」「たとえうまくいかなくても，誰かが助けてくれるはずだ」「相手が十分に理解していなかったとしても不思議ではない」といったぐあいです。

　このように状況に新たな意味を与えると，当初の感情にどのような変化が起きるでしょうか。きっと「それほど焦る必要はない」「想定外の事態にもなんとか対応できるだろう」「相手が一方的に悪いわけではない」というように，当初のネガティブな感情が，よりポジティブで前向きな，そして新たな行動を促す方向へと変化するのではないでしょうか。自分が無意識に何を正しいと考えているかに気づき，状況の意味づけを変えることで，ネガティブな感情をポジティブに変化させることができるのです。

　このエクササイズで起きる感情の変化をダブルループ学習との関連でとらえることもできます。自分の感情を生み出していた背景に思いを巡らせ，知らずしらず行っていたシングルループ学習に気づくことで，置かれていた状況を新たな視点からとらえ直せるようになるのです（図II-5）。

　無意識に抱く暗黙の前提は，シングルループ学習の計画のように行動の結果をチェックし，知らないうちに新たな行動の方向性を固定化します。前提そのものの妥当性や，前提を生み出した背景について立ち止まって深く考える余裕を奪い，状況を根本的に変える主体的な行動を抑

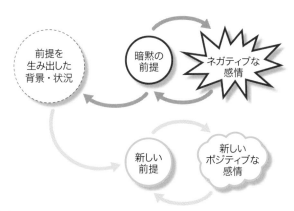

図Ⅱ-5│感情を変えるエクササイズとダブルループ学習

制するのです。

　強い感情を生み出している暗黙の前提を見つけ出し，再検討すれば，自分の感情，思考，行動を無意識のうちに支配していたパターンを脱することができます。このエクササイズの目的は，その過程で自分の感情や行動がどのように変化するかを"学ぶ"ことなのです。

3 ワークショップと ファシリテーション
ポジティブ・リーダーシップを発揮する

　ポジティブ・マネジメントは，「感情を変えるエクササイズ」などを通して管理者の内面に起きた感情や行動の変化を，組織メンバーの1人ひとりに生み出すための働きかけです。そのためには，そうした感情が自然にわき上がるための場づくりを行う必要があります。

　そこで重要な役割を果たすのがワークショップとファシリテーションです。このセクションでは，ワークショップの意味と意義，そしてファシリテーションの役割と効果を検討し，組織メンバーに対して発揮するポジティブ・リーダーシップの特質について考えます。

1 ワークショップとは？

　ワークショップとは，参加体験型のグループ学習の手法のことです。この手法は，グループ・ダイナミクス（集団力学）[1]を提唱したクルト・レヴィンが中心となって行った，市民意識の啓発と（ロールプレイや自由討議の場で対話学習を行い，日常の現場への活用計画を立案するなどの）実践的トレーニングの中から生まれてきました[12]。

　それまでは研究者やトレーナーが市民の発言や行動を観察した後に専

---

[1]
集団内や集団間に働くさまざまな力が，メンバーの思考や行動に与える影響について研究する学問分野。

門家同士で集まり，議論を重ねていました。しかし，レヴィンらは市民にもオブザーバーとして参加してもらい，自分たちを巡る議論に耳を傾けてもらったのです。この結果，自分たちの体験がさまざまな角度から解釈できることを知ることで，市民の意識が変わり，行動変容が促されることがわかってきました。

　ワークショップは組織のメンバーに対して，専門的な知識やスキルではなく，自分が今・ここで感じていること（アタマだけでなく身体と心まるごと）に目を向けてもらい，メンバー間のかかわり合い（相互作用や多様性）の中で，感情・行動・つながりについての学びを深めてもらいます。"参加""体験""グループ"という要素で構成されるワークショップには，ポジティブな感情を積極的な行動（自ら参加し，かかわっていく主体性）に結びつける場が生み出されるのです[13]。

○ワークショップで個人と組織に働きかける

　中野は，受動的-能動的，内向き-外向きという2つの軸に沿って，さまざまなワークショップの目的を4つの類型に分けています[14]。図II-6は，この分類をポジティブ・マネジメントの2つのプロセス・3つのレベルの枠組みにあてはめて示したものです。

　このように，ワークショップは他者との対話と協働の場を生み出すこと（メンバー間の関係レベルの働きかけ）を通じて，ポジティブな感情と行動を個人の内面に生み出します（個人レベルの働きかけ）。さらに，そうした感情や行動の意味や意義を共有するメンバーのつながりを広げることによって，ポジティブな感情と行動の変化を組織全体で共有すること（組織レベルの働きかけ）が可能になります。

　管理者に求められるポジティブ・リーダーシップとは，ワークショップという"人が人を変える場"をつくり上げ，メンバーの内面にポジティブな感情を生み出し，行動に結びつけるとともに，その意味や意義

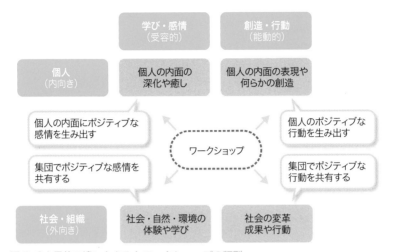

図Ⅱ-6｜目的の違いからみたワークショップの類型

（中野民夫・著：ワークショップ，岩波新書，2001，p.18を参考に作成）

を共有するメンバー同士のつながりを組織全体に広げていくことなのです。

2　ワークショップの構成要素

　ワークショップを実施するうえで大切なことは，
　①それぞれのワークショップ手法が，感情・行動の変化のプロセスのどの段階でどのような変化を生み出そうとするのか
　②その結果，何が実現するのか
という大きな流れをしっかりと把握し，場の流れを臨機応変にコントロールしていくことです。
　そのためには，ワークショップがどのように構成されているのかを十分に理解し，しっかりと準備を行う必要があります。ワークショップ

チーム	誰をどんな場所に集めるのか？
プログラム	何をどういう順番で行うのか？
ファシリテーション	どのように臨機応変に対応しながら進行するのか？

図 II-7 | ワークショップの3つの要素
(堀　公俊, 加藤　彰・著：ワークショップ・デザイン―知をつむぐ対話の場づくり. 日本経済新聞出版社, 2008, p.21)

は，チーム，プログラム，ファシリテーションの3つの要素で構成されています（図 II-7）[15]。

❶チームを編成し，環境を整える

　ワークショップは，メンバーを集め，何かしらの体験をしてもらえば必ずうまくいくというものではありません。主体的な参加を促し，メンバー同士のかかわり合いの中から認識や行動の変化を生み出すためには，メンバーの個性や組み合わせを十分に考慮したチーム編成を行う必要があります。

　また，開催時間や場所（例：就業時間内に会議室で，就業時間後に研修室で，仕事を離れたオフサイト・ミーティングで），会場の大きさやテーブル・椅子の並べ方，さらに会場の飾り付けや演出といった空間設計などの側面についてもしっかりと考える必要があります。

❷ワークショップの流れを考える

　限られた時間でメンバー間に活発な相互作用を促すためには，プログラム内容を入念に検討する必要があります。ワークショップのプログラムは，ゲームやワーク，ディスカッションなどの**アクティビティ**と，その**振り返り**という2つの要素の繰り返しで構成されています（図 II-8）。

　全体の大きな流れとしては，場を和ませ，参加者同士の良好な関係を

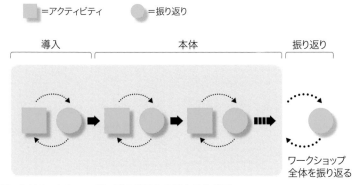

図Ⅱ-8 | ワークショップ・プログラムの基本的な構造

構築する"導入"部の後に，アクティビティを通じて新しい考えや行動を生み出す"本体"部が続きます。最後に全体で振り返りを行い，そこで何が生まれてきたのか，それをどう活用できるかを確認して終了します。

　1回のワークショップの流れだけでなく，ポジティブ・マネジメントの取り組み全体を視野に入れた流れを考えることも大切です。組織全体で取り組む長期的な課題を達成するプロセスを念頭に置き，どのようなタイミングでワークショップを開催するのか，個々のワークショップでメンバーにどのような"学び"を深めてもらうのか，そのためにはどのようなアクティビティを実施し，どう振り返るのか，その結果，どのような感情，関係性，行動の変化が生まれるのかといった，いわばポジティブ・マネジメントの長期的な起承転結を明確にしておく必要があります。

3 感情・行動が変容するプロセス

　ワークショップは個人の感情や行動を変えるだけでなく，ポジティブな感情・行動の変化を集団で共有できる状態を生み出します。このことは，ワークショップにはメンバーが共有する**集団規範**を変化させる働きがあることを意味しています。では，ワークショップにおいて何をきっかけに集団規範が変わり，その過程でメンバーにどのような変化が起きるのでしょうか。

❶集団規範が変化するプロセス

　レヴィンは，集団規範は，"溶解（unfreezing），変化（moving），再凍結（re-freezing）"の３つのプロセスで変化すると述べています[16]。

　溶解のプロセスは，それまでの考え方や行動を"溶かし"，変化への準備を行う段階です。変化の必要性を理解したり，認識や行動を変化させるための心構えを固めたり，自分の考えや行動の特徴に気づいたりすることを通して，これまでの状態から離れる準備を行うのです。ハヴロックの変化モデル[17]に重ね合わせて考えると，溶解のプロセスとは，メンバー同士が新たな関係を構築し，取り組むべき課題を明確化すると同時に，問題に取り組むためのリソースを獲得する過程だということがわかります（図Ⅱ-9）。

　変化のプロセスでは，明らかになった問題に取り組むために，さまざまな解決策を考え，試し，最終的な手段を選択する過程で，１人ひとりが新しい考え方や行動を受け入れ，自分のものとして内在化していきます。また，新たな考え方や行動を他のメンバーから承認してもらうことで，次の段階である変革の安定化に向けた地ならしを行うプロセスでもあります。

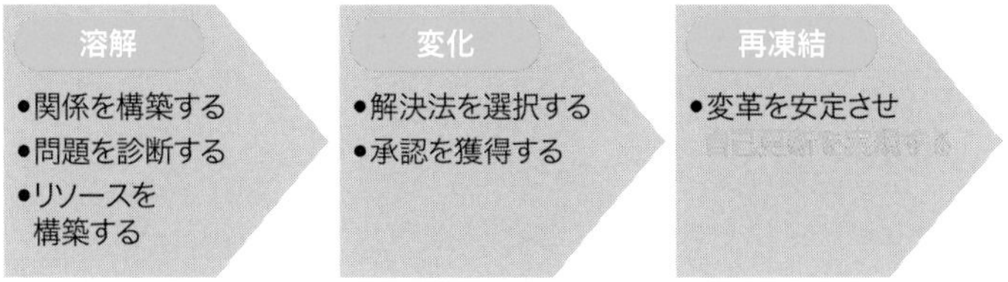

溶解	変化	再凍結
●関係を構築する ●問題を診断する ●リソースを 　構築する	●解決法を選択する ●承認を獲得する	●変革を安定させ

図Ⅱ-9 ｜ 集団規範

　メンバーに内在化された変化は，**再凍結**のプロセスで"固まり"，定着していきます。日常の場での実践を通じて，目新しかった思考・感情・行動のパターンが"当たり前"のものになる，つまり変革が安定化するのです。

❷宴会の幹事の役割と集団規範の変化

　"溶解，変化，再凍結"という言葉を使うと，何やら難しいプロセスのように感じるかもしれません。しかし，初対面の人が集まる宴会の幹事の行動にあてはめて考えれば，それがなじみ深い"場づくり"の流れに他ならないことがわかるでしょう。

　宴会が始まったばかりの段階では，初対面のぎこちなさを和らげるために（溶解），幹事は余興を準備したり，初対面の参加者に共通する話題を提供したりします。すると，徐々に参加者間の関係が構築され，いくつかのグループが生まれ始めます。幹事は，ここで生まれる対話の流れを乱さないように場を整えたり，会話の内容に耳を傾け，必要に応じて新たな話題を提供したり，互いに関係するメンバー同士を引き合わせたりします。さらに場が盛り上がり，新しい考え方や行動が生まれてくるように気を配っているのです（変化）。

　最後に幹事は宴会の流れを振り返り，初対面から始まった場から新たな関係性が生まれ，メンバー間にそれまでとは違った何かが生まれたこ

と，そして今後の組織や職場のあり方に大きな影響を与えること（再凍結）を結びの言葉として宴会を終了します。

　このように，幹事は宴会の流れの節目節目で何が起き，それがメンバー同士の関係性にどのような影響を与え，そこから何が生まれてくるのかという変化のプロセスに目を向けています。それはまさしく集団規範の変化を生み出すための行動だといえるでしょう。

❸防衛的思考・建設的思考と集団規範の変化

　ここで，組織行動に与える防衛的思考・建設的思考の影響について考察したことを思い出してください。防衛的思考のもとでは，不測の事態を避けるために表面的な付き合いや会話が生まれてきます。これに対して，建設的思考にあふれた人間関係では，1人ひとりの主体性が尊重され，メンバー間の健全な相互作用を通じて，みんなで課題に取り組む環境が整えらます。

　初対面のぎこちなさが残る宴会の参加者は，場違いな発言をしたり，発言の意図が誤解されたりすることを避ける防衛的思考から，当たりさわりのない表面的な会話に終始しがちです。しかし，幹事の気配りを通して宴会の場が盛り上がるにつれ，安心して自己を開示できるとともに，相手の人となりを受け入れられるようになり，メンバー間に建設的思考にもとづいた健全な相互作用が生まれてきます。

　集団規範を変化させるということは，メンバーが抱く防衛的思考を和らげ，建設的思考が自然に生まれてくるように，場の流れを見極め，メンバー間の関係に気を配りながら，さまざまなかたちで集団の変化を促すということなのです。

　レヴィンの3つのプロセスを念頭に置いてコロナ対応の状況下で起きていたことを考えると，そこでは溶解のプロセスを経ることなく，数多くのメンバーがこれまでにない大きな変化に投げ込まれていたことが

わかります。こうした"修羅場"をくぐり抜けることで，集団規範は大きく変化します。しかし変化への準備段階なしに大きな変化に見舞われると，メンバーには精神的・肉体的に非常に大きな負荷がかかります。

ワークショップを通じてメンバーが共有する集団規範を変化させることは，1人ひとりのメンバーへの負荷を減らすかたちで将来に起きうる大きな変化に備えることに他なりません。いうなれば，先々の大きな変化に対する"ワクチン接種"なのです。

4　ファシリテーターの役割

ワークショップの場で，常に揺れ動くメンバーの感情やメンバー間の関係性に目を向け，臨機応変に対応しながら，人が人を変える場をつくり上げるスキルが**ファシリテーション**であり，その役割を担う人がファシリテーターです。

ファシリテーターに求められるのは，場の流れを外からコントロールすることではありません。相手の話にしっかりと耳を傾け（**傾聴**），相手に**共感**するとともに，効果的な**質問**を投げかけ，話を深めていく力です。そのためには語られる言葉に注意を向けるだけでなく，口調や表情，態度といった**非言語メッセージ**も敏感に感じとる力が必要です[2]。

ファシリテーターには，メンバー同士の対話がどこに向かい，その過程で何が生まれているのかを**言語化・視覚化**して表現し，参加者全員で共有できるようにする力も必要です。さらに，さまざまな話をまとめ，つなげ，広げることで，創造的に参加者の**合意形成**をはかるとともに，

2

ファシリテーターに求められるスキルの詳細については，堀　公俊・著『ファシリテーション入門』（日本経済出版社，2004）などを参照のこと。

1	主体的にその場に存在している
2	柔軟性と決断する勇気がある
3	他者の枠組みで把握する努力ができる
4	表現力の豊かさ，参加者への反応の明確さがある
5	評価的な言動はつつしむべきだとわきまえている
6	プロセスへの介入を理解し，必要に際して実行できる
7	相互理解のため自己開示を率先できる，開放性がある
8	親密性，楽天性がある
9	自己の間違いや知らないことを認めることに素直である
10	参加者を信頼し，尊重する

(西田真哉・著：体験学習法とは，野外教育指導者読本，野外教育指導研究会，1999)

ワークショップの学びを確認し，行動計画に落とし込むための**意思決定**を支援する力も求められます。

　ワークショップの局面に応じてファシリテーターに求められるさまざまな知識やスキルは，（宴会の幹事の臨機応変な行動のように）場の流れに感応する力から自然に生み出される考え方や行動を定式化したものです。

　こうした力を養うためには，先に挙げた「感情を変えるエクササイズ」などを活用して，感情の変化をきっかけに行動が変化する感覚をファシリテーター自身がしっかりと経験することが大切です。そして実際のファシリテーションの場で，自分自身の柔軟性や決断力，自己開示や楽天性，さらに自分に真摯に向き合い，参加者を尊重する姿勢が，場の流れにどのような影響を及ぼし，場の流れにどう影響されるのかを学ぶことで，"感応力"を磨いていく必要があるでしょう（表Ⅱ-4）。

4 ポジティブ・マネジメントの計画と実践

長期的視野にたち，組織の強みを引き出す

　ポジティブ・マネジメントの計画・実践の流れは，基本的に通常の業務と変わりません。課題を分析し，目標を立て，計画を立案します。そして立案した計画をメンバー間で共有した後にアクションプランを実行します。計画実施後は，計画を評価し，柔軟に再計画を検討します。

　図Ⅱ-10は，準備から評価・再評価までを15か月間（1〜3月を準備期間，4〜12月を実施期間，そして翌年の1〜3月までを評価・再計画期間にあてる）で行う前提で，ポジティブ・マネジメントの計画・実践

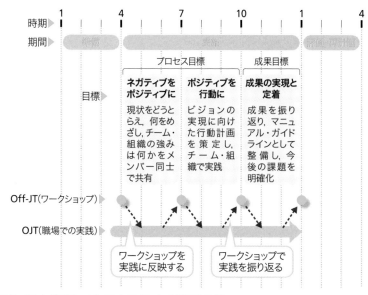

図Ⅱ-10 ｜ ポジティブ・マネジメントの計画と実践

例を示したものです。

1 目標を設定する

　業務の効率化，コストの削減，スタッフや患者満足度の向上など，さまざまなテーマでポジティブ・マネジメントに取り組むことができますが，最終目標をどう表現するかをしっかりと検討することが大切です。例えば「インシデント件数を減少させる」「○○ができるようになる」といったデータや具体的な行動を示す目標だけでなく，その結果，どのようにポジティブな状態が生まれるのか（生み出したいのか）についても明確にすることがポイントです。

　また，図Ⅱ-10 では実施期間を 3 つに分け，各期間で達成したいプロセス目標を設定しています。最終的な目標だけでなく，取り組みの過程で実現したい目標も設定することで，組織変革の道筋と，ポジティブな組織感情が生まれる過程でメンバーに学んでもらいたいことを明確にすることができます。プロセス目標は，プロジェクト実行委員が各職場に働きかける際に，職場の状況をどうとらえ，目標達成に向けてどのように働きかけていくかについての目安として活用することができます。

2 ワークショップを実施する

　プロジェクト期間中に数回のワークショップを実施します。最初のワークショップの目的は，メンバーの考え方や行動の変化を促し，日々の職場での実践に反映させることです。

　2 回目以降のワークショップでは，その間の職場での実践を振り返

り，新たな考えや行動につなげていくことを目標に掲げます。最後のワークショップでは，プロジェクト期間全体を通じた職場での実践を振り返り，取り組みをさらに継続・拡大していくための方法を考えます。

　例えば，目標管理やBSCなどの具体的な制度やしくみを新たに導入するためのポジティブ・マネジメントに取り組む場合，初期の段階では，そうした取り組みの意味や意義（何のために目標管理やBSCを導入するのか，取り組むことで仕事への理解がどのように深まるのか，取り組みを通じてどんな状態を最終的に実現したいのか，など）の共有に重点を置いたワークショップを行います。

　2回目以降は，メンバー同士の対話を通じて職場での取り組みをさまざまな角度から振り返り，取り組みの意味や意義への理解をさらに深め，メンバー間の関係を強化できるように，ワークショップの内容を検討することが重要です。

3 強みに目を向け，長期的視野で考える

　ポジティブ・マネジメントの取り組みでは，準備，実施，評価・再評価の各段階で留意すべきポイントがあります（表II-5）。最も大切なことは，欠点や弱みではなく，強みや潜在性に目を向けた課題設定を行うことです。

　取り組み課題を設定するということは，不確定な状況を意味づけるということです。組織の現状を何かが"足りない""欠けている"状態として意味づけると，めざす目標は望ましくない状態をなくすことになるでしょう。しかしこの状況を組織の強みや潜在性が十分に発揮されていない状態としてとらえれば，取り組みの焦点は，まだ見ぬ可能性を実現することになるはずです。このように，課題をどう設定するかによって

表 II -5 │ 計画・実践プロセスの内容と留意点

	プロセス	内容	留意点
準備	[課題分析と目標設定] ●課題の分析 ●自組織の強みや成功事例の振り返り ●目標の策定	●ポジティブ・マネジメントで取り組む課題を検討する ●ベストプラクティスを洗い出す ●達成すべき目標を明確化する	●弱みや欠点ではなく，強みや潜在性に目を向ける ●データを集めるだけでなく，対話の中で振り返る場をつくる ●成果目標だけでなく，プロセス目標も設定する
	[プロジェクト推進メンバー選定と計画立案] ●プロジェクト推進メンバーの選定 ●実行計画の立案	●プロジェクトの実行委員会メンバーを選定する ●実行計画を立案する	●実行委員会メンバーの活動を通して，何を学んでもらいたいのかを明確にする ●計画にはメンバーの主体的な意見を反映する
実施	●初回ワークショップの開催 ●各職場での実践 ●進捗確認と振り返りのためのワークショップ開催 ●各職場での実践 ●最終報告と振り返りのためのワークショップ開催	●プロジェクトの趣旨をメンバーに理解してもらい，職場での実践につなげてもらう ●初回ワークショップで共有した理念やビジョンに沿った実践を行ってもらう ●プロジェクトの進捗確認と振り返りのためのワークショップを開催する ●各職場での実践を継続する ●プロジェクト全体を振り返るワークショップを開催する	●プロジェクトで達成したい「状態」についての理念やビジョンを共有してもらう ●実行委員会メンバーは，円滑な職場での実践を促すために直接的・間接的な支援を行う ●進捗状況を「審査」するのではなく，各職場での取り組みがメンバーから相互に承認される場としてワークショップを企画する ●実行委員会メンバーの支援に加え，ニューズレターなどで，各職場での実践状況を組織で共有し，実践継続をサポートする ●各職場での成果報告により，プロジェクト全体での取り組みを振り返り，さらなる取り組みにつなげる
評価・再計画	●評価基準の検討 ●柔軟な視点で再計画	●プロジェクトの成果を評価する ●基準を検討する ●取り組みの継続・拡大・変更・修正を視野に入れて，再計画を行う	●成果目標だけでなく，プロセス目標を評価する基準についても検討する ●プロジェクトの評価と再計画がダブルループ学習につながるように当初の計画の前提や背景についても再検討を行い，メンバーの主体的な取り組みを促すことができるように柔軟な再計画を行う

何をめざすのかが大きく変わるのです。

　状況をどう認識するかで計画の実施期間も変わってきます。通常の管理業務では，この種の計画は1年や1年半を前提としています。しかし，組織の強みや潜在性を十分に発揮させるという目標を実現するためには，少なくとも管理者の頭の中では，3年や5年といった長期にわたる取り組みを前提にして考えることが必要な場合もあります。

　また，実行委員として得た経験や学びを他の場面に活かしてもらいたいスタッフがいる場合は，長期にわたる複数の取り組みを通じた人材育成という視点も念頭に置いて計画を考える必要も出てくるでしょう。こうした点は必ずしも計画に明記する必要はありませんが，ポジティブ・マネジメントでは，さまざまな取り組みを長期的な組織変革の流れの中に位置づけながら推進することがとても重要です。

5 組織の"ポジティブ度"指標
ポジティブ・マネジメントの方向を定める

　ポジティブ・マネジメントを始めるためには，まず，組織の現状を知る必要があります。職場にはどれくらいのポジティブな組織感情が存在しているのか，そしてポジティブな組織感情がどれだけ具体的な行動に結びついているのかを知ることで，ポジティブ・マネジメントの取り組みの方向を定めることができます。

　このセクションでは，そうした判断に役立つ指標を紹介します。以下に示す「組織の"ポジティブ度"指標」は，ふくしま自治体研修センター　小野寺哲夫客員教授らによる『学習する組織 10 因子モデル』[18]をもとに作成しました。

　『学習する組織 10 因子モデル』は，ピーター・センゲの『学習する組織 5 因子モデル』と，ポジティブ思考，ユーモアと遊び心，ソーシャル・キャピタル，エンパワーメント，コーチングという追加 5 因子で構成されています。学習する組織を生み出す要素に加え，ポジティブな感情の役割やメンバー同士のつながり，さらにメンバーの主体性の尊重やコーチングを通じたポジティブ感情の醸成といった要素で構成されたこの指標は，ポジティブ・マネジメントに向けて組織の現状を分析するツールとして活用することができます。

　表Ⅱ-6 は，『学習する組織 10 因子モデル』の各因子からそれぞれ 3 項目を選び，個人・関係・組織の 3 つのレベルに沿ってカテゴリー化したものです。

　サブカテゴリー項目は，ポジティブな感情をあらわす度合いの高い指

ユーモアと遊び心

個人の姿勢

職場のメンバーは，何事も楽しむ工夫をしている	0 1 2 3 4 5
職場のメンバーは，人を笑わせたり，楽しませることが好きだ	0 1 2 3 4 5
職場には，ワクワクさせてくれる仲間がいる	0 1 2 3 4 5

プラス思考

職場のメンバーは，いつも物事のよい面を見ている	0 1 2 3 4 5
職場のメンバーは，何が起こっても，乗り越える自信をもっている	0 1 2 3 4 5
職場のメンバーは，失敗を活かすことができる	0 1 2 3 4 5

価値観・行動の柔軟さ

職場のメンバーは，自分のやり方が否定されそうになったときでも，防衛的にならないよう心がけている	0 1 2 3 4 5
職場のメンバーは，古い考え方ややり方に常に挑戦している	0 1 2 3 4 5
職場のメンバーは，職場を変えるためにはまず自分が変わらなければならないと考えている	0 1 2 3 4 5

自己実現に向けた取り組み

職場のメンバーは，決められた仕事をするときでも，必ず一度は自分の頭で考えてから行動している	0 1 2 3 4 5
職場のメンバーは，自己成長のためになんらかの取り組みや学習を自発的に行っている	0 1 2 3 4 5
職場のメンバーは，理想的な状態に向けて継続的な改善や努力をしている	0 1 2 3 4 5

メンバー同士の関係

互いを尊重する態度

職場では，仲間同士が自由に語り合う雰囲気がある	0 1 2 3 4 5
職場では，お互いが人間として尊重されている	0 1 2 3 4 5
職場では，メンバーが自発的に協力し合っている	0 1 2 3 4 5

学び合う姿勢

職場のメンバーは，ともに学ぶチームの一員であると感じている	0 1 2 3 4 5
職場のメンバーは，助け合ったり，教え合い，情報の共有を心がけている	0 1 2 3 4 5
職場のメンバーは，職場の中で，同じ問題意識を共有しようと試みている	0 1 2 3 4 5

▼

5 組織の"ポジティブ度"指標 ポジティブ・マネジメントの方向を定める

▼

学びを深めるかかわり合い

職場では，本当の自分を安心してさらけ出すことができる	0 1 2 3 4 5
職場では，指示・命令をするよりは，むしろ問いかけ，本人に考えさせることを心がけている	0 1 2 3 4 5
職場では，相手の個性や強みを認め，伸ばそうとしている	0 1 2 3 4 5

仕事を任せる姿勢

職場では，仕事の内容や方法をある程度自分で決めることができる	0 1 2 3 4 5
職場では，メンバー1人ひとりの自主的な判断を推進している	0 1 2 3 4 5
職場では，トップは，メンバーに仕事を任せる方針をもっている	0 1 2 3 4 5

組織全体からの視点の共有

組織ビジョンの共有

職場では，メンバーが夢やビジョンをもって働いている	0 1 2 3 4 5
職場のメンバーは，価値観やビジョンを共有する場があったら，ぜひとも参加したいと考えている	0 1 2 3 4 5
職場のメンバーは，みんなの思いを1つにするために，活発なコミュニケーションを心がけている	0 1 2 3 4 5

組織全体の視点

職場のメンバーは，自分自身も全体の変化に関係していると感じている	0 1 2 3 4 5
職場のメンバーは，職場で何か問題が起こったとしても，それは職場全体，および組織全体の影響によって引き起こされていると考えている	0 1 2 3 4 5
職場のメンバーは，自分の小さなアクションは，職場全体を変えることにつながると考えている	0 1 2 3 4 5

標に始まり，ポジティブな行動をあらわす度合いの高い指標に終わる順序に並んでいます。この指標をもとに組織メンバーへのアンケートを実施すれば，ポジティブ・マネジメントの2つのプロセス・3つのレベルの視点に沿って現在の組織の"ポジティブ度"を測ることができます。

　自分の職場に各項目がどの程度あてはまるのかを次の基準にしたがって評価し，スコアを算出してください。1：まったくあてはまらない，2：あまりあてはまらない，3：どちらともいえない，4：だいたいあて

はまる，5：とてもよくあてはまる。

　アンケート結果を評価するうえでのポイントは，すべての項目で高い
スコアがとれているかどうかではありません。"ポジティブな感情は生
まれているが，行動に結びついていない""メンバー同士の関係は良好
だが，組織全体でビジョンが共有されていない"のように，2つのプロ
セス・3つのレベルの要素間のバランスに目を向け，現在の組織では何
がうまくいっていて，どこに問題があるのかという視点から評価を行
い，どこに重点を置いてポジティブ・マネジメントに取り組んでいけば
よいのかを考えるうえでの参考にしてください。

　この章では，ポジティブな感情について検討し，それが学習を抑制し
たり促進したりすることを通じて組織行動のあり方を左右することを明
らかにしました。そして，ポジティブな組織感情を醸成し，具体的な行
動に結びつけるためには，組織メンバーが今・ここで感じていることに
目を向け，メンバー同士のつながりの中で，感情と行動，メンバー間の
関係性と組織行動，さらには個と組織がめざす価値や理念についての学
びを深めてもらうための働きかけが大切であり，そこでワークショップ
が大きな役割を果たすということもわかりました。

　ワークショップの成否はファシリテーションで決まります。人が集ま
る場の流れを読み，節目ごとに適切な働きかけを行うことで，"人が人
を変える"相互作用が生まれます。こうしたファシリテーションの力を
養うためには，管理者自身が場の流れに共感し，そこに共鳴を起こすた
めの"感応力"を磨く必要があります。

　ポジティブ・マネジメントは，組織感情と組織行動の関係を，単なる
知識ではなく，自分自身のこととして"感じる"力に支えられた組織管
理の取り組みです。このため，手法や手順を決まり通りに繰り返すので
はなく，場の流れに敏感に反応しながら，さまざまな手法を柔軟に組み

替える力が求められます。次の章では，ポジティブ・マネジメントに活用できるワークショップ手法を紹介し，これを目的に応じて組み替える方法について検討します。

（市瀬博基）

文献

1) Fredrickson B・著，植木理恵・監修，高橋由起子・訳：ポジティブな人だけがうまくいく3：1の法則．日本実業出版社，2010

2) Senge PM・著，枝廣淳子，小田理一郎，他・訳：学習する組織―システム思考で未来を創造する．英治出版，2012

3) Argyris C, Schon D: Theory in Practice: Increasing Professional Effectiveness. Jossey-Bass, San Francisco, 1974

4) 帚木蓬生・著：ネガティブ・ケイパビリティ―答えの出ない事態に耐える力．朝日新聞出版，2017, p.8

5) Argyris C, Schon D: Organizational Learning: A Theory of Action Perspective. Jossey-Bass, San Francisco, 1978

6) Newman MA・著，手島 恵・訳：看護論―拡張する意識としての健康．医学書院，1995

7) Mintzberg H・著，DIAMONDハーバード・ビジネス・レビュー編集部・編訳：H.ミンツバーグ経営論．ダイヤモンド社，2007

8) 前掲書4），p.3

9) Schon DA・著，柳沢昌一，三輪健二・監訳：省察的実践とは何か―プロフェッショナルの行為と思考．鳳書房，2007, p.40

10) Segal ZV, et al：マインドフルネス認知療法―その理論と実証的研究．Hayes SC, Follette VM, Linehan MM・編著，春木 豊・監修，武藤 崇，伊藤義徳，杉浦義典・監訳：マインドフルネス＆アクセプタンス―認知行動療法の新次元．ブレーン出版，2005, pp.69-96

11) 前掲書4），p.7

12) 中野民夫・著：ワークショップ．岩波書店，2001, p.14

13) 木下 勇・著：ワークショップ―住民主体のまちづくりへの方法論．学芸出版社，2007, p.33

14) 前掲書12），p.18

15) 堀 公俊，加藤 彰・著：ワークショップ・デザイン―知をつむぐ対話の場づくり．日本経済新聞出版社，2008, p.21

16) Lewin K・著，猪俣佐登留・訳：社会科学における場の理論 増補版．誠信書房，1979

17) Havelock RG: The Change Agent's Guide to Innovation in Education. Educational Technology Publications, NJ, 1973

18) 小野寺哲夫，遠藤哲哉：新しい学習する組織モデルの構築とその研修―自治体における学習する組織づくりの取り組みとしてのOJL研修の効果．産業・組織心理学会第23回大会発表論文集，2007, pp.75-78

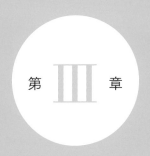

第 III 章

さまざまな手法を
柔軟に組み合わせる視点
ポジティブ・マネジメントの手法

　この章では，ポジティブ・マネジメントに活用できる組織開発手法を
紹介します。ここで紹介するワールドカフェやAIなどの組織開発の手法
は，それぞれが独立・完結した手法ですが，第Ⅱ章で検討してきた視点
から概観すると，実は共通の問題意識によって支えられていることがわ
かります。各手法の共通点や本質的な違いを理解し，ポジティブ・マネ
ジメントのどの段階で，どう活用できるかを考えていきましょう。

1 | ポジティブ・マネジメントに取り組むステップ

　ポジティブ・マネジメントは，1回限りの短期的な取り組みで実現するものではなく，さまざまな課題に即してチームや組織に小さな変化を生み出し，それらの変化を組み合わせ，重ね合わせながら，理想の組織の実現に向けた方向づけを行っていくものです。

　ポジティブ・マネジメントに取り組むにあたっては，最初にチームや組織のどこにどのようなかたちで働きかけるのかを明確にし，活用可能な手法の共通点や相違点を理解したうえで，これらの手法を日々の業務にどのように組み込むのかを検討する必要があります。

❶取り組む対象をしぼり込む

　第Ⅱ章で検討したように，ポジティブ・マネジメントではワークショップが大きな役割を果たします。しかし，ワークショップの開催には多大な時間とコストが必要です。また，ワークショップが目に見える効果を生み出すまでに，数週間から数か月を要することもあります。このため，ポジティブ・マネジメントに取り組むにあたっては，時間・コストの余裕や長期的なスケジュールを念頭に置き，取り組みの対象を十分にしぼり込む必要があります。

　例えば，第Ⅱ章で示した「組織の"ポジティブ度"指標」を用いて，現在のチームや組織のメンバーは仕事に対して前向きな感情を抱いているものの，それが具体的な行動に結びついていないということが明らかになったとします。この場合，ポジティブな感情を行動に結びつけるた

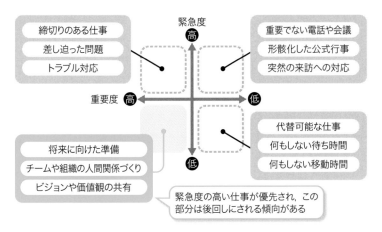

図 Ⅲ -1 | 緊急度と重要度でみた仕事の性格の違い

めに，具体的な業務の場面に即してメンバー同士で現状への理解を深め，仕事の意味や意義を振り返り，これから何をすべきなのかを考えてもらう必要があります。

では，ここで具体的にどのような業務に即して働きかけを行えばよいのでしょうか。そのヒントになるのが，緊急度と重要度の2つの視点で仕事の性質を4つに分けたマトリックスです（図Ⅲ-1）。

一般的な指針として，ポジティブ・マネジメントの取り組みの対象に適しているのは，重要度は高いが緊急度が低いタイプの仕事[1]です。日々の業務では緊急度の高い仕事が優先され，重要でありながらも緊急度の低い取り組みは後回しにされがちです。しかしこの種の仕事は，早

1

例えば，新病院建設に向けた病棟再編（の準備）や地域包括ケアシステム構築のための医療・看護・介護・福祉の連携強化など。新人看護職員を"病棟全体で"育てる体制の構築も，メンバー間に良好な関係を築き，新人看護職員にどのように成長してもらいたいのかについてのビジョンや価値観を共有する必要があるという点で，このタイプの仕事として考えることができる。また，第Ⅱ章で触れた「マニュアルやガイドラインを整備したが，"やらされ感"を抱くメンバーが少なくない」という状況（p.54）も，取り組みの意味や意義をメンバーで共有するという，緊急度は低いが重要度の高い取り組みの不足から生まれてくる。

い時期から時間をかけて取り組んでおかなければ，期日が迫ってからでは手遅れになってしまうことが多いのです。

　ポジティブ・マネジメントの具体的なテーマを選ぶにあたって，メンバー間の対話と協働を通じてポジティブな感情を生み出すための時間的余裕があり，そうした感情をある時点までにしっかりと行動に結びつけておかなければ手遅れとなってしまう種類の取り組みに目を向けることが大切です。

❷ワークショップ手法の共通点・相違点を理解する

　ポジティブ・マネジメントには，組織開発の分野でこれまでに開発されてきたさまざまなワークショップ手法を活用することができます。こうした手法は，それぞれがまったく異なる手法のようにみえます。しかし第Ⅱ章で検討した，感情・学習・組織行動，さらに2つのプロセス・3つのレベルという視点からそれぞれの手法の特色を考えると，メンバー間の対立の回避や防衛的思考の緩和といった共通の目的をもち，集団規範が変化する条件やプロセスに関する共通の前提条件をもとに構成されています。

　管理者は，以降のセクションで詳しく説明する各手法の意味や意義を十分に理解し，さまざまな状況のもとで，どの手法をどのように活用すればよいのかを考える必要があります。

❸日々の業務にワークショップ手法を組み込む

　ポジティブ・マネジメントにさまざまなワークショップ手法を活用できるとはいえ，やみくもに数多くのワークショップを行っても，メンバーを疲弊させるだけに終わります。より少ないワークショップでより大きな効果を生み出す，つまりメンバー1人ひとりのより深い学びを実現するためには，どのようなタイミング・テーマでメンバー間に対話を

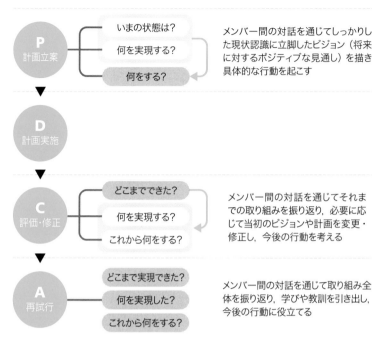

図Ⅲ-2 | PDCAサイクルとポジティブ・マネジメント

生み出せばよいのかを考えることが大切です。

その指針の1つとして，PDCAサイクルにワークショップを組み込み，ポジティブ・マネジメントとして実践する方法が考えられます（図Ⅲ-2）。

第Ⅱ章では，PDCAにはシングルループ学習を生み，行動を固定化する傾向があると述べました。しかし，さまざまなメンバーとの対話を通じてPDCAサイクルを実践することで，メンバーの1人ひとりがチームや組織が置かれた状況を深く理解し，自分が無意識に抱く前提条件も再検討しながら，何をなすべきかを考えること，つまりダブルループ学習を生み出す環境をつくり出すことができます。

計画立案の前や，評価・修正の前，さらに取り組み終了後のタイミン

グでワークショップを行うことで，メンバーとの対話からポジティブな感情を生み出し，これを行動に結びつけるプロセスを PDCA サイクルの中に生み出すことができるのです。

❹ホールシステム・アプローチで取り組み範囲を拡大する

ここで紹介するワールドカフェや AI（アプリシアティブ・インクワイアリー），フューチャーサーチといったワークショップ手法は，**ホールシステム・アプローチ**と総称されることがあります。ホールシステム・アプローチとは，組織という全体システムにかかわりをもつ，できるだけたくさんの関係者を集めて行う対話集会のことです。

組織は，単にその従業員だけでなく，さまざまな（公式的・非公式的）立場や役割をもつ関係者の複雑な結びつきからなる全体システムとして働いています。そのため，組織の問題を根本的に解決するためには，できるだけたくさんの関係者が集まり，全体システムのレベルで認識や行動の方向性を揃えていく必要があるのです。

医療機関の場合であれば，医師，看護師，臨床検査技師，医療ソーシャルワーカー，事務職員などの病院スタッフに加え，患者や患者家族，地域住民，さらに保健・介護・福祉に携わるスタッフや行政担当者など，組織という全体システムにかかわるすべての関係者を集め，組織の課題や望ましい方向性についての対話や討論を重ねていきます。

全体システムを構成する関係者は互いに利害が対立することも多いため，そこに防衛的思考が生まれることも少なくありません。そのため，ふだん顔を合わせているメンバー，直接的な仕事のつながりのあるメンバーだけでなく，ふだんあまり会う機会のない関係者や間接的に大きな影響を与え合っている関係者が一堂に会して対話と協働を深めることで，"より大きな全体とつながっている感覚"を高め，環境変化に柔軟に対応するための新たな考え方や行動を関係者全員で共有する必要があ

ります。

　これにより，さまざまな立場や利害，視点が絡み合う場としての組織を再認識すると同時に，自分が取り組む仕事の意味や意義の振り返りを通じてダブルループ学習を深め，メンバー同士で建設的思考をはぐくんでいくことが可能になるのです。

　病棟や看護部内の取り組みとして始められることの多いポジティブ・マネジメントですが，その延長線上には，病院や地域といった，より大きな枠組みでの取り組みが考えられます。

　コロナ対応の状況下では，病院や地域のさまざまな関係者とのネットワークのもとで，これまでに取り組んだことのない新たな連携や方策が生まれてきたことを思い出してください。そこでは，地域という全体システムにかかわりをもつ数多くの関係者とのつながりに立脚した，さまざまな取り組みが行われてきたはずです。そうした幅広い可能性を念頭に置いて，これから紹介する手法の活用方法を考えてください。

　では，ポジティブ・マネジメントに活用可能なさまざまなワークショップ手法が，ポジティブな組織感情をはぐくみ，主体的な行動を促すプロセスのどの部分にどう役立つのかという視点から，それぞれの手法の特徴やメリット・デメリットを検討していきましょう。

2 | ワールドカフェ

アニータ・ブラウンとデイビッド・アイザックスによって生み出された対話手法，**ワールドカフェ**は，随時"席替え"をしながら話し合いを行うところに特徴があります。これにより，10 数名から数百名に及ぶメンバー同士の関係を強化し，ポジティブな感情を醸成する働きがあります。

1 目的

ワールドカフェの目的は，（例えば，合意形成や課題解決，行動計画の策定のように）活動や行動の具体的な方向性をしぼり込むということではなく，リラックスした雰囲気の中でメンバーが自由に意見を言える場をつくり，活動や行動の可能性を広げたり，つなげたり，新たな形態を生み出したりすることです。

ワールドカフェでは，メンバー間の協働を抑制する防衛的思考を解き放つことで，メンバーが自分自身を振り返り，メンバー間のポジティブな関係を強化し，全員で将来のビジョンを共有するための土台をつくり出します。

この手法は，コロナ対応のように"何をすべきか"を早急に決める必要のある場合には向いていません。しかし，それが一段落した後に，さまざまな立場のメンバーがその間の取り組みを幅広い視点で振り返り，

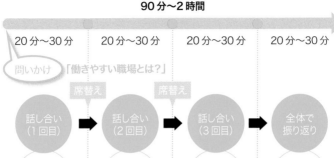

90 分〜2 時間

20 分〜30 分　20 分〜30 分　20 分〜30 分　20 分〜30 分

問いかけ　「働きやすい職場とは?」

席替え　　　　席替え

話し合い（1 回目）　話し合い（2 回目）　話し合い（3 回目）　全体で振り返り

テーマを探求する　　アイデアをつなげる　気づきを統合する　発見を共有する

給料? 休み? 人間関係? 価値観の共有? 自己実現?　人間関係は自己実現に影響を与えるのでは?　自分は何を大切にしているのか?　多様な価値観の共有が働きやすい職場をつくる

図Ⅲ-3 ｜ ワールドカフェの標準的な流れ

（香取一昭，大川　恒・著：ワールド・カフェをやろう―会話がつながり，世界がつながる 新版．日本経済新聞出版社，2017，p.57 をもとに作成）

共有する。あるいは，そこで生まれた連携やそこで得た教訓を新たな取り組みに活かす方法を，さまざまな観点から考え，アイデアを出し合う，といった場面では，ワールドカフェを効果的に活用することができるでしょう。

2　ワールドカフェの流れ

　図Ⅲ-3 はワールドカフェの標準的な流れを示しています[1)]。ワールドカフェでは，メンバーの組み合わせを変えながら，グループで対話を繰り返します。まず，4〜5 人のグループを 4 つ以上つくり[1]，問いかけ

1

ワールドカフェは 16 名以上の参加者がいれば開催可能だが，参加者の組み合わせにゆとりをもたせるためには 40 名以上の参加者が望ましい[2)]。

に沿ってテーマを探求する話し合いを20〜30分にわたって行った後に，席替えを行います。

　席替え時は，各テーブルに1人を残して他のメンバーは新しいテーブルに移動します。新しいメンバーがそろったら，残った1人がそれまでの話し合いの要点を説明します。その後，このメンバーで2回目の話し合いを20〜30分程度続けます。これが終了したら，メンバーは最初のテーブルに戻り，2回目の話し合いで得た知識やアイデア，気づきをもとに，3回目の話し合いを行います。

　最後に全員で3回の話し合いを振り返り，ワールドカフェのプロセスで得た発見や気づきを共有して終了します。参加者が15〜20名程度であれば，全員が車座になって1人ひとりが意見を述べることが可能ですが，参加者数が多かったり，時間の余裕がない場合は，用紙に各自で記入した振り返りをファシリテーターが読み上げたり，考えたこと・感じたことを模造紙に書き出してもらうなど，全員で振り返りを行うための工夫が必要になります。

○時間の設定と問いかけの検討

　ワールドカフェを行うには，"一般的に"90分〜2時間程度の時間が必要です。しかしこれはさまざまな背景をもつ初対面のメンバーを念頭に置いたものなので，職場のメンバーで行う場合には，各回の話し合いを10〜20分程度に短縮し，30分〜1時間程度で実施することも可能です。

　また，ここでは1つの"問いかけ"に対して3回の話し合いを行う前提で考えていますが，席替えのたびに新たな問いかけを投げかけることも可能です。複数の問いかけを行う場合は，それぞれの問いかけに関連性をもたせ，話し合いを行う中で次の問いに関連した話題が生まれて

2
ワールドカフェでの問いの立て方については，文献2）pp.91-111を参照。

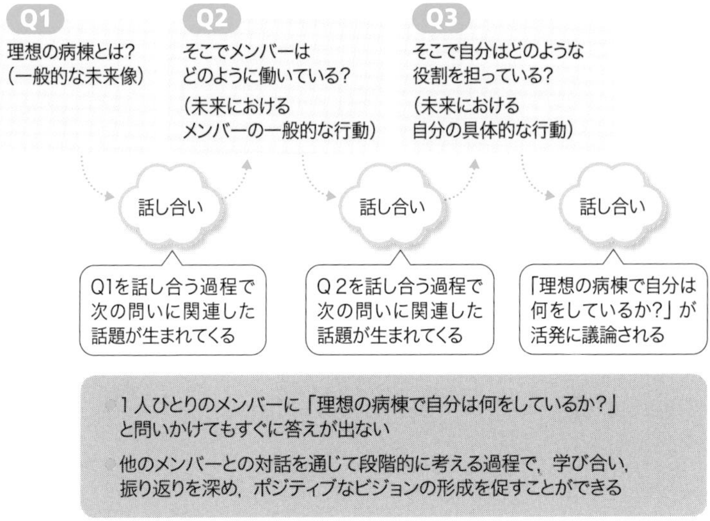

Q1
理想の病棟とは？
（一般的な未来像）

Q2
そこでメンバーは
どのように働いている？
（未来における
メンバーの一般的な行動）

Q3
そこで自分はどのような
役割を担っている？
（未来における
自分の具体的な行動）

話し合い

話し合い

話し合い

Q1を話し合う過程で
次の問いに関連した
話題が生まれてくる

Q2を話し合う過程で
次の問いに関連した
話題が生まれてくる

「理想の病棟で自分は
何をしているか？」が
活発に議論される

1人ひとりのメンバーに「理想の病棟で自分は何をしているか？」
と問いかけてもすぐに答えが出ない

他のメンバーとの対話を通じて段階的に考える過程で，学び合い，
振り返りを深め，ポジティブなビジョンの形成を促すことができる

図 III -4 ｜ 問いかけの構成を組み立てる

くるように，問いかけの構成を組み立てることが大切です（図III-4）[2]。

3　ルール

　ワールドカフェには，"カフェ・エチケット"と呼ばれるルールがあります（表III-1）[3]。ファシリテーターは，このルールを最初に参加者に説明するとともに，各グループの話し合いの流れに留意し，ルールに沿って活発な話し合いが行われるように気を配る必要があります。

❶積極的かつ簡潔に話す

　ワールドカフェでは，望むべき未来の姿（例：5年後の看護部はどうなっていてほしい？）や理想を実現するための方法（例：チーム医療の

表 III-1 | カフェ・エチケット

- 問いに意識を集中して話し合う
- 自分の考えを積極的に話す
- 話は短く，簡潔に
- 相手の話に耳を傾ける
- さまざまなアイデアをつなげる
- 直観的にわかる記録をとる
- 遊び心で落書きしたり，絵を描いて会話を楽しむ

（香取一昭，大川　恒・著：ワールドカフェをやろう—会話がつながり，世界がつながる 新版．日本経済新聞出版社，2017, p.63 より転載，一部改変）

実現のために看護部に何ができる？），現在の行動の意味（例：看護師として働くことの意味は？）などの具体的な問いについて話し合いを行います。そのため，参加者には問いに意識を集中し，積極的に話すよう促します。また，話が長くなりがちな参加者に対しては，話の要点を簡潔にまとめるよう働きかける必要があります。

❷話をさえぎらない

　互いに相手の話に耳を傾け，さまざまなアイデアをつなげられるように，誰かがひとまとまりの話をし終えるまで，他のメンバーが話をさえぎらないようにします。このために，各テーブルに小さなぬいぐるみやお手玉などの小物を置き，これをもっている人だけが発言できるというルールを設けることがあります。

❸直感的にわかるように記録する

　ワールドカフェでは，新しい発想やアイデアをつなげる工夫として，自由に“落書き”することを推奨しています。話を聞いて印象に残ったキーワードや絵などを自由に模造紙に書き込むことで，見た目にも楽しく，話の流れが直感的にわかるように記録をとるよう促します（図

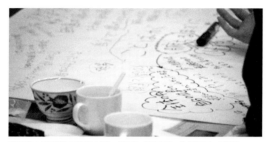

庄原赤十字病院のプリセプター研修におけるワールドカフェの様子

図Ⅲ-5｜キーワードのつながりを自由に"落書き"する

Ⅲ-5)。これにより，席替え後の新たなメンバーがそれまでの話の流れをいきいきと想像することができます。

4 特徴

　ポジティブ・マネジメントの2つのプロセス・3つのレベルの視点でみると，ワールドカフェの目的は，個人・関係・組織それぞれのレベルでネガティブな感情をポジティブなものに変えることだということがわかります（図Ⅲ-6）。

❶ポジティブな感情を促進する

　席替えによりメンバーが一新されると，気持ちがリフレッシュされるだけでなく，率直な発言を抑制する防衛的思考が和らげられ，自由で創造的，そしてポジティブな対話が生まれてきます。

　対話の流れが暗く重苦しいものになっても，席替えはその流れを断ち切り，メンバー同士の関係性をポジティブで積極的な方向に向けます。また，ワールドカフェは，「いつもの話し合いでは『声の大きな人』が最終的な結論を決めてしまう」という状況を避ける目的でも使用するこ

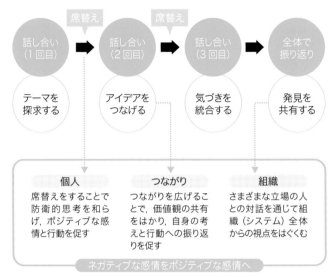

図Ⅲ-6｜ワールドカフェの効果

とができます。

❷ダブルループ学習を深める

　日ごろの職場のメンバー同士だと，ついついネガティブにとらえてしまいがちな"いつもの問題"も，異なるメンバーやポジティブな感情のもとでは，新たな視点でとらえたり，新たなアイデアを生み出すことが容易になります。この過程で，ふだん無意識に行っているシングルループ学習への気づきが促され，ダブルループ学習を深めるための基盤がつくられます。

❸組織の複雑さに目を向ける

　話し合いや振り返りを通してさまざまな立場のメンバーの多様な感情や意見に触れることにより，組織が，数多くの関係者の複雑な関係によって成り立つ全体システムであることを実感できるようになります。

その結果，組織全体の行動をポジティブな方向からとらえていくことが可能になります。

5　活用のヒント

　ワールドカフェを効果的に活用するうえで大切なのは，ワールドカフェの成果をどのようにポジティブな行動に結びつけるかをしっかりと考えておくことです。それができていない場合は，例えば「話し合いは盛り上がったが，その後は以前と何も変わらない」という状況が生まれることがあります。

　ワールドカフェの目的は，ネガティブな思考や感情を和らげ，"建設的思考"を促すことです。しかしそこで生まれた"建設的思考"を，どのように合意形成をはかり，どのような課題をどう解決し，そのためにどのような行動計画を立てるかといった具体的な行動に結びつけ，現実の変化のきっかけをつくり出さないと，せっかくの盛り上がりが無駄になる可能性があるのです。

　具体的な行動に結びつけるといっても，新たな計画をゼロからつくり上げる必要はありません。例えば，ワールドカフェで話し合ったことを，バランスト・スコアカード（BSC），目標管理，ポートフォリオといった取り組みに反映してもらい，実践してもらった後に再度ワールドカフェを行えば，ポジティブな感情を醸成し，これをポジティブな行動に結びつけ，行動を振り返る過程でポジティブな感情を生み出すというサイクルをつくり出すことができます。

　ワールドカフェを効果的に活用するうえでのポイントは，ここで生まれるポジティブな感情をポジティブな行動に結びつけるために，ワールドカフェ実施後に何をするかをしっかりと検討しておくことなのです。

3 | アクションラーニング （質問会議）

　アクションラーニングは，人材開発・組織開発の研究者，マイケル・マーコードが提唱する組織学習手法です[4]。ここでは，比較的容易にポジティブ・マネジメントに組み込むことができる要素として，アクションラーニングで用いられる対話手法の **"質問会議**[1]**"** を紹介します。

　質問会議は，ワールドカフェのように数多くの参加者で行うことはできませんが，少人数のチームで問題意識を共有し，具体的な行動につながる共通理解を生み出す働きがあります。

1 目的

　アクションラーニングでは，実際の問題解決に取り組む過程で，個人，チーム，組織がそれぞれのレベルで学習を深め，リーダーシップ開発やチーム・ビルディング，学習する組織の構築など，さまざまな目標を達成します。アクションラーニングは，グループの選定や取り組むべき課題の設定，行動計画の策定や実行計画の運営などのさまざまな枠組みで構成されており，グループによる討議と振り返りを重視している点に特徴があります。

　質問会議は，アクションラーニングの最初の段階で行われるアクティ

1

マーコードの著作の翻訳者でもある清宮普美代氏がこの会議手法を名づけたもの[5]。

ビティです。質問会議の目的は，さまざまな背景をもつチームメンバーが集まり，それぞれが組織の現場をどのようにとらえているのか，これから取り組むべき課題は何かについて，質疑応答を繰り返すプロセスを通じて1人ひとりが考えを深めるとともに，メンバー間で状況認識や問題意識を共有することです。

2 質問会議の前半部を簡略なかたちで行う場合の流れ

　質問会議では，4〜8人のチームをつくり，その中から問題提起者を1名，コーチ役を1名選出し，他のメンバーは質問者となります。質問会議は，問題の提示にはじまり，質疑応答，問題の再定義，目標・ゴールの設定，行動計画の策定などの12のステップからなる会議手法で，一連の流れをすべて行うためには，1セッションにつき1時間程度の時間をかける必要があります[6]。

　ここでは，30分程度の限られた時間内に，質問会議の前半部（問題の提示〜問題の再定義）を簡略なかたちで行う場合の流れについて説明します。

❶問題を提起する

　まず最初に，問題提起者が自分が抱える"問題"について簡単に説明します（図III-7）。チームで目標を達成するためには，取り組むべき課題を適切に選ぶことが大切です。質問会議では，問題を"どう解決するか"を考える前に，そもそも状況のどのような側面がなぜ"問題"としてとらえられているのか，なぜそうした判断が生まれてきたのかを検討することでダブルループ学習を促そうとするのです。

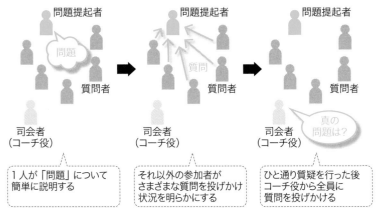

図 III -7 | 限られた時間内で質問会議の前半部（問題の提示〜再定義）を行う場合の流れ

　提起する問題は，当事者としてチームが自分たちの知識や能力の範囲内で解決できると同時に，その過程でさまざまな学びが生まれ，メンバー全員にとって意味のあるものであることが大切です。

❷提起された問題の意味を掘り下げる

　次に，提起された問題に対して質問者がさまざまな質問を投げかけ，問題提起者がそれに答えていきます。この過程で，問題提起者が「なぜそれを重要だと思うのか」「なぜそれが意味のある問題だと考えるのか」が明らかになってきます。

❸"真の問題"を探し出す

　質疑応答を通じてメンバー間の対話が十分に深まったと判断したら，コーチ役はメンバー全員に「真の問題は何だと思いますか？」という質問を投げかけます。この段階になると，メンバーそれぞれに"真の問題"は何かについての考えが生まれているはずです。立場や経験が異なれば，それぞれのメンバーの目に映る"真の問題"も異なったものにな

るでしょう。そうしたさまざまな考えの相違点や共通点を分かち合うことによって，チームとして取り組むべき"真の問題"についての合意がメンバー間に生まれてきます。

3 特徴

　質問会議には，メンバー1人ひとりに自分が状況をどうとらえているかについての気づきを促すとともに，気づきから得られた学びをチームで共有し，全体的な視点から取り組みの具体的な方向性を明らかにするための環境をつくり出す働きがあります。

❶自分のものの見方に気づく

　第Ⅱ章で検討したように，人は不確定な状況に一定の意味を与えることで，取り組むべき"問題"を見つけ出します。しかしこのとき，自分の感情や思考，行動パターン，仕事でかかわるメンバーや組織の仕組み・ルールなどのさまざまな影響を受けて，暗黙のうちにものの見方が固定化することがあります。

　最初に提示される"問題"は，大抵の場合，不安や焦り，憤りや無力感といったネガティブな感情を伴っています。しかし他のメンバーとの質疑応答を通じて，こうした感情には自分自身の価値観や先入観，暗黙の規範が反映されていることに気づくとともに，知らずしらず抱いていた価値観や前提条件を他のものに置き換えることで，ポジティブな視点が生まれてくることを実感します。こうした気づきは，問題提起者だけでなく，質問会議に参加するすべてのメンバーに生まれてきます。

　自分のものの見方に気づくだけでなく，質問会議ではチームとして集合知を生み出すプロセスを肌身に感じることができます。質問会議のメリットは，メンバー間の対話を活性化することを通じて，"問題"を明確化するチーム力を実感できるという点です。人の話を聞くことで学びを深め，発言を通じて他のメンバーの学びを促す対話の場は，メンバーの知識を結集させ，全体的な視点から状況を見すえる目を育てます。

　ここで，"防衛的思考"を生み出す思考や感情のことを思い出してください。通常の会議では，状況を細分化し，部分の違いに着目し，自分の考えの前提を正当化し，擁護し，説得するかたちで話し合いが行われています。しかしこうした話し合いのやり方は，相手の考えや思い，前提条件を否定することになる（つまり，心理的安全性がおびやかされる）可能性があるため，防衛的思考につながる思考や感情が生まれることがあります。質問会議では，対話を通じて1人ひとりの違いを足し合わせ，チーム全体の視点で状況を見わたすプロセスを実感することによって，建設的思考を促していくのです。

4　対話の中から気づきが生まれるプロセス

　では，メンバーの内面に気づきを生み出し，チーム全体にポジティブな感情の共有を実現する質問会議のプロセスで，どのような変化が生み出されるのでしょうか？　マーコードによれば，緊張を強いられ，問題解決へのジレンマを抱えると，組織のメンバーはバラバラに行動し，衝突し，お互いを誤解しがちです。これを解消するには，オープンな雰囲気をつくり，1人ひとりを承認し，情報を共有することで，メンバー間

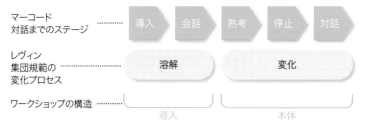

図Ⅲ-8 | グループに対話が生まれるプロセス

の対話を促進すると同時に，積極的に問題解決に取り組むことを支援する必要があります[4]。

　マーコードによれば，グループに対話が生まれるまでには，"導入"から"対話"までのいくつかの段階が必要です（図Ⅲ-8）。

　"導入（invitation）"は，メンバー同士が言葉では表現しにくい微妙な違和感を感じている段階です。かかわり合いが始まる"会話（conversation）"の段階では，共通理解を探し出すことで問題の本質を再検討します。しかしこの段階では，問題の見直しがうまくいかなかったり，共通理解が得られなかったりすると，メンバー間に対立が生まれる可能性があります。

　対立を避け，メンバーがともに探求する道を選ぶと，"熟考（deliberation）"の段階がはじまり，"停止（suspension）"に至るころには，メンバーは自分自身の判断の前提を見直し，日ごろの判断をいったん棚上げにした状態で話し合えるようになります。

　こうしたプロセスを経て，メンバーは"対話（dialogue）"の段階へと移行します。互いの話に耳を傾け，質問を投げかけることにより，混沌とした対話の場に明確な意味を見出し，グループとしてなすべき決定が集合知として生まれてくることを実感できるようになります[4]。

　こうした視点からみると，質問会議のプロセスは，メンバー間の対立

を避け（防衛的の思考を和らげ，建設的思考を促す），1人ひとりが問題状況の意味を問い直すとともに，チームで新たな意味を生み出す環境を整えることによって，無意識に行う“問題設定”に気づき，ダブルループ学習を深める状況をつくり出しているということがわかるでしょう。

5　活用のヒント

　アクションラーニング（質問会議）は，ネガティブな“問題”としてとらえられがちな状況をメンバー同士の対話を通じてポジティブな視点からとらえ直すことで，メンバー間にポジティブな関係性を構築すると同時に，チームや組織全体に対するポジティブな視点をはぐくんでいきます。

　ワールドカフェと同様に，質問会議で生まれるポジティブな認識も具体的な行動に結びつける必要があります。しかし意見が拡散しがちなワールドカフェに比べて，取り組むべき“真の問題”ならびに解決のための方策が明確化されやすいため，質問会議では，より容易にポジティブな行動への働きかけを行うことができます。最も簡単な方法は，“真の問題”について話し合った後，さらに質疑応答を続け，最後にメンバー全員に対して「この問題を解決するために，自分だったら何をしますか？」と問いかけることです。

　また，質問会議を目標管理の最初のステップとして実施すれば，取り組むべき“問題”をチームで明確化した後に，具体的な行動計画に結びつけてもらうことが容易になります。新人看護職員研修の期間中にプリセプター同士で質問会議を行えば，それぞれのメンバーが抱える“問題”を多角的な視点からとらえ直し，チームで問題意識を共有しながら具体的な解決策に結びつけていくことができます。

さらに，多職種チームの顔合わせの場面で質問会議を実施すれば，異なる立場や役割からさまざまな“問題”意識が生まれるという共通認識にたったうえで，チームとして何に取り組むのかを考えていくことができるでしょう。

4 | AI（アプリシアティブ・インクワイアリー）

　従来の組織変革は，ともすれば組織のネガティブな点（足りないところや欠けているところ）にばかり目を向けてきました。これに対し，**AI（Appreciative Inquiry）**[1] は組織の強みを探り，ポジティブな未来へのビジョンを共有することで，具体的な行動を促す取り組みです。

　AI では，ポジティブな問いかけに沿ったインタビューやディスカッション，寸劇などで構成されるプロセス（4D サイクル）を実行することで，組織の潜在力を最大限に引き出します。また，メンバーの主体性ややる気を高め，メンバー間のつながりを強化し，深めていこうとする点に特徴があります。

1　目的

　AI では，組織を構成するできるだけ多くの関係者を集め，4D サイクル（図III-9）と呼ばれるプロセスに沿ったインタビューやディスカッションを行います。この手法の目的は，ポジティブな感情を生み出す経験の振り返りを通して組織の潜在力に気づくとともに，組織の強みや価値を伝える物語を組織に循環させることで，自発的で持続的な行動の変

1

米国ケースウェスタン・リザーブ大学のデビッド・クーパーライダー教授とタオス・インスティチュートのダイアナ・ホイットニーが提唱する組織開発手法。"組織のポジティブな価値を見出すことを通じて理想の組織を実現する"ことをめざすもの。

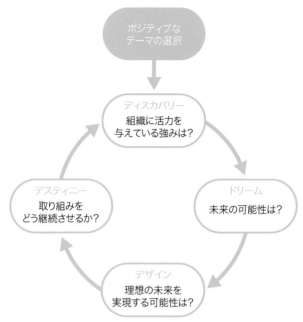

図Ⅲ-9｜AIの4Dサイクル

化を組織全体に生み出すことです。

2 AIの流れ

　取り組むテーマをポジティブに表現することからAIは始まります。テーマに沿ったポジティブな経験を思い起こし，語り合い，さまざまな物語に共通して現れる組織の強みや潜在力が明らかになる過程で力強いビジョンが形成され，組織全体の行動に結びついていくのです。

❶ポジティブなテーマを選ぶ

"人材育成""コスト削減""職務満足度/患者満足度の向上""業務効率化"など，AI で取り組むテーマは通常の組織変革と同じです。しかし AI ではこうしたテーマを，将来実現させたい理想的な状態としてポジティブな言葉で表現します。

例えば，"職務満足度の向上"によってどのような状態が生まれ，職場のメンバーや関係者，患者や患者家族にどのようなよい影響を与えるのか，その結果，何が"できる"ようになるのか，病院全体がどう"変わる"のかについて，実現すべきポジティブなイメージ（例：「職務満足度の向上」ではなく，「80 歳まで働き続けられる病院をつくる！」）として表現します。

❷ディスカバリー（Discovery）：潜在力・強みを発見する

4D サイクルの最初のプロセス，ディスカバリーでは，メンバーが仕事の中で感じた達成感や満足感，やりがいを感じた"最高の瞬間"について，2 人 1 組でインタビューを行います。これを AI インタビュー（ヒーロー・インタビュー）[2] といいます。

次に，インタビューで聞いた話をグループ内で共有します。自分が聞いた話をできるだけいきいきと他のメンバーに語るのです。これにより，インタビュアー役のメンバーは話に含まれる組織の強みや価値を再認識し，話の意味や意義をより深く理解できるようになります。また，ヒーロー役のメンバーは，承認されているという実感を得るとともに，他者の視点で整理された自分の話を聞くことにより，自分が取り組む仕

2

本間正人氏は，このインタビューを"ヒーロー・インタビュー"と呼んでいる。野球やサッカーの試合の後，勝利に貢献した選手に対してインタビュアーがさまざまな質問を投げかけ，試合中の"最高の瞬間"についての言葉を引き出していくプロセスにたとえたもの。

事に対するリフレクションを深めることができます。

　“最高の瞬間”をグループで共有することで，メンバーは組織に数多くの強みや潜在力が存在することを知り，こうした強みや潜在力が組織のポジティブな価値や活力の源泉であることを実感します。ディスカバリーの目的は，メンバー1人ひとりが組織に秘められた力の源泉を発見することです。

❸ドリーム（Dream）：理想の未来を思い描く

　ドリームのプロセスでは，ディスカバリーで明らかになった強みや潜在力が最大限の力を発揮し，理想の未来が実現した状態を想像します。単に言葉で表現するのではなく，理想の未来の状態を身体感覚とともに「感じる」ために，未来の時点を想定したインタビュー（例：あれから5年が経ちましたが，その間に組織はどう変わりましたか？）や，理想の未来を表現する寸劇を行ったりします。

❹デザイン（Design）：理想を実現するためのしくみをつくる

　デザインのプロセスでは，理想の未来を実現するためのしくみづくりを行います。理想を実現するためには何が必要なのか，そのためにはどのようなしくみや行動が必要なのかを考え，実行するためのプロジェクトチームを編成します。プロジェクトチームは，将来のビジョンは何なのか，ビジョンを実現するために何に取り組むのかを他のメンバーに発表します。

❺デスティニー（Destiny）：理想を実現する

　デスティニーは，プロジェクトチームの取り組みを職場で実践するプロセスです。ワークショップの場での盛り上がりを失うことなく，職場で日常的に取り組みを続けるためのさまざまな働きかけを行っていきます。

3 特徴

AIを通じた働きかけの特徴は，知らずしらず「〜ができていない」「〜が足りない」と考えてしまう無意識の前提条件を明らかにし，その認識をポジティブな方向へ変えるところです。さらに，1人ひとりのメンバーの認識の変化を，対話を通じてチームや組織で共有し，組織という"問題"の性格を変えることで，理想を実現するための組織行動を生み出します。

❶無意識の前提条件に気づく

組織変革の目的は，組織をよりよい状態にすることです。しかしその過程で，できていない点や欠けている点にばかり目を向けるようになると，知らずしらずシングルループ学習が固定化する恐れがあります。マイナスを減らすことを"成功"だと考え，本来の目的であった"よりよい状態"を見失う可能性があるのです。

"よりよい状態"を見失うといっても，"その先はどうでもいい"と考えるわけではありません。例えばコロナ対応に追われる状況下では，クラスターの発生を防ぐことは必須の課題です。しかしそれはマイナスの状況が起きないようにすることであって，"よりよい看護の提供"というプラスの状況を生み出すわけではありません。

できない点や欠けている点に目を向けすぎると視界がせばまり，より幅広い，長期点な観点がもちにくくなってしまうのです。

AIは，こうした無意識の学習に気づき，組織の強みや潜在力に目を向け，あるべき姿をいきいきとポジティブに描き出すことを促します。また，AIのインタビューやディスカッションは，メンバーが互いを認め合う場として働き，メンバー間の関係性を強化するとともに，"望ま

しい未来はどのようなものか？"そのために何ができるか？"という
視点から，メンバー同士で協力し合いながらダブルループ学習を深める
きっかけをつくります。

❷ポジティブな問題設定を行う

「質問会議」のところで述べたように，組織の「問題」は，組織の状
況をどのような視点でとらえるかによって大きく異なってきます。AI
では，組織の潜在力を最大化するためには何をすべきかという視点に
たった，ポジティブな"問題設定"を行います。そうした意味で，AI
で最も重要なプロセスは 4D サイクル前半のディスカバリーとドリーム
だといえるでしょう。

❸未来を"感じる"

ドリームのプロセスで理想の未来を寸劇のようなかたちで表現するの
は，身体と五感を総動員して未来のビジョンを"感じられる"ようにす
るためです。これにより，それまではうまく思い描けなかった未来像を
再構築することができます。また，こうしたワークを通じてメンバーを
活気づけることにより，アクションプラン策定の段階で立ちはだかる
"現実の壁"を乗り越えられるようになります。

4 活用のヒント

AI の 4D プロセスを 2 つのプロセス・3 つのレベルの視点からとら
え直すと，前半のディスカバリー・ドリームのプロセスでネガティブな
感情をポジティブなものに変え，後半のデザイン・デスティニーのプロ
セスでポジティブな感情を具体的な行動へ結びつけていることがわかり

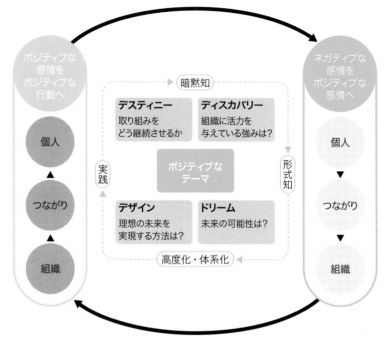

図Ⅲ-10│AIによる効果

ます（図Ⅲ-10）。

❶ネガティブな感情をポジティブな感情へ

　ディスカバリーでは，暗黙知として存在する組織の強みや潜在力を明らかにし，形式知として組織メンバーで共有します。これにより，個人のレベルでポジティブな感情がはぐくまれるだけでなく，対話を通じてメンバー間にポジティブな感情が醸成されます。

　ドリームでは，形式知として共有した組織の強みや潜在力を，より高度に，そしてより体系的に活用して理想の組織が実現した状態を思い描きます。その結果，組織全体にポジティブな感情が生まれます。

❷ポジティブな感情をポジティブな行動に結びつける

　デザインの段階では，メンバー同士で理想を実現するために何をすべきかを考えることにより，ポジティブな感情をポジティブな行動に落とし込むことが可能になります。

　デスティニーのプロセスは，職場での実践の意味や意義を，組織全体のビジョン，価値観，理念に照らして深く考えてもらうための働きかけです。

　このように，デザイン・デスティニーという AI の後半部は，行動計画を立案し，これを実行する（そして結果を振り返り，再試行する）という意味で，従来の PDCA サイクルと同じことを行っています。したがって，例えば年度のはじまりや，新しいプロジェクトの開始前のタイミングで AI のディスカバリー・ドリームのプロセスを実施し，一定期間にわたって実践を行った後に振り返りと再試行を行えば，通常の業務の流れに AI を組み込むことが可能です。AI を効果的に活用するためには，どのようなかたちで AI の要素を通常の業務に組み込むことができるのかという視点から検討を行うことが大切です。

5 ｜ フューチャーサーチ

　フューチャーサーチは，マーヴィン・ワイスボードとサンドラ・ジャノフが開発した組織開発手法です[7]。できるだけ広い範囲から組織やコミュニティの関係者を集め，過去と現在についての認識をすり合わせた後に，理想の未来像を想像し，行動計画を策定していきます。

　フューチャーサーチでは，"コモングラウンド"と呼ばれる関係者全員が合意できる価値観やテーマ，行動を見つけ出し，最終的に関係者全員が納得できるアクションプランを作成することに重点が置かれています。

1 目的

　フューチャーサーチのねらいは，組織やコミュニティが**"開かれたシステム"**として働いていることを関係者全員が理解し，その認識のもとで理想の未来の実現に向けた行動を起こすことです（図Ⅲ-11）[8]。これにより，立場や役割にかかわらずメンバー1人ひとりが**"自己組織化能力"**を高め，組織やコミュニティの中で主体的に行動する基盤をつくることをめざしています。

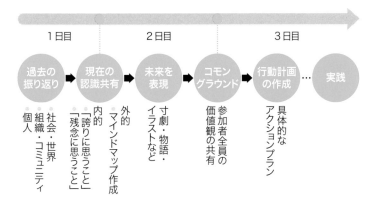

図 Ⅲ-11 | フューチャーサーチの流れ

(香取一昭，大川 恒・著：ホールシステム・アプローチ―1000人以上でもとことん話し合える方法．日本経済新聞出版社，2011，p.119をもとに作成)

2 　フューチャーサーチの流れ

　2泊3日のワークショップとして行われるフューチャーサーチでは，過去と現在の振り返りを通して組織やコミュニティの理想を描き出し，あるべき姿を実現するためのアクションプランを生み出します。

　看護の現場では，ここに示す2泊3日のプログラムをそのままのかたちで実施することはほとんどありません。しかし，例えばチーム医療の推進や地域包括ケアシステムの構築のように，フューチャーサーチがめざすような部門や職種を超えた連携の必要性はますます高まってきています。

　そのため，フューチャーサーチが何をめざし，どのような流れのワークショップの場をつくり出しているかを知っておくことは，さまざまな立場や役割の関係者が集まり，長期にわたって地域コミュニティ全体で取り組む必要がある課題を考えるうえでの大きなヒントになるでしょう。

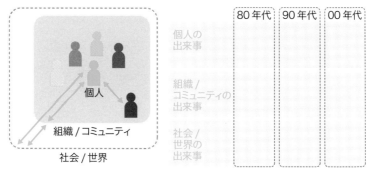

	80年代	90年代	00年代
個人の出来事			
組織/コミュニティの出来事			
社会/世界の出来事			

図Ⅲ-12 | 3つのレベルで過去を振り返る

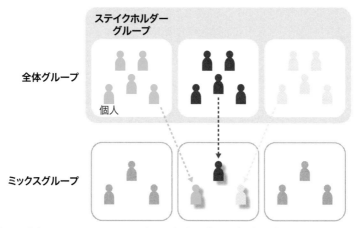

図Ⅲ-13 | フューチャーサーチにおける個人・グループの組み合わせ

❶過去を振り返る

　まず参加者1人ひとりが"個人""組織/コミュニティ""社会/世界"という3つの視点から過去を振り返り，これを全員で年表に書き込みます（図Ⅲ-12）。その後，立場や役割の異なる参加者を集めたグループ（ミックスグループ）をつくり，それぞれのグループの年表に現れたストーリーについて話し合いを行い，その結果を参加者全員に発表します（図Ⅲ-13）。

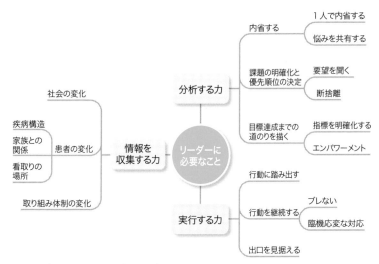

図III-14 | マインドマップの記入例

❷現在の価値観を共有する

　次に，現在についての状況認識を参加者間で共有するため，組織やコミュニティに大きな影響を与えている外部環境の要因をマインドマップ[1]のかたちで書き出します（図III-14）。ここから参加者は，立場や役割の似通ったメンバーを集めたグループ（ステイクホルダーグループ）に分かれ，"誇りに思うこと""残念に思うこと"という視点から，外部環境要因が自分たちの内面にどのような影響を与えているかを検討していきます。

1

トニー・ブザンらが提唱する，自由で創造的な発想を支援するための思考ツール（ノート法）。用紙中央から四方八方に樹状図を広げるようにイメージやキーワードを書き込んでいく。自由な発想の流れを妨げることなく，すばやく書き込むことができると同時に，可視性・可読性に優れ，記録内容を直感的に把握することができる[9]。

❸あるべき未来を表現・体験する

次に，組織やコミュニティの理想をミックスグループで話し合い，寸劇や詩，物語やイラストといった，楽しく参加できるアクティビティを通して理想の未来が実現した状態を思い描き，表現し，体感します。

❹アクションプランを作成する

その後，さまざまなかたちで表現される理想の未来像に共通する要素（コモングラウンド）を探し出し，これにもとづいて理想の未来を実現するためのアクションプランを作成します。アクションプランを思いついたメンバーは自分のアイデアを全員に提案し，賛同するメンバーを集めて実行チームをつくってワークショップ終了後に職場でアクションプランを実行します。

3 特徴

AI では，ポジティブに組織の未来を描き，行動するためには，メンバー1人ひとりが経験を振り返り，組織の潜在力をはっきりと認識する必要があるという考え方に支えられていました。これに対し，より広い範囲から利害の対立が起きやすい関係者を集めるフューチャーサーチでは，外部環境やステイクホルダー間の関係が組織やコミュニティの全体像にどのような影響を与えているのかを理解したうえで，関係者全員に共通する要素を見つけ出す必要があるという考え方に立脚しています。

このため，AI が重視していたのは，やりがいや達成感といった個人のポジティブな感情の源泉でしたが，フューチャーサーチが探ろうとするのは，組織やコミュニティの過去と現在，そして自分と組織・コミュ

ニティのつながりであり，さまざまな関係者同士が“より大きな全体と
つながっている感覚”です。

❶より大きな全体とのつながりを感じる

　フューチャーサーチでは，参加者は3つの異なる視点から過去を振
り返り，これを立場や役割が異なるメンバーとの対話を通して共有する
ことにより，組織やコミュニティが，外部環境・内部環境のさまざまな
力が影響し合う“開かれたシステム”を構成していることを実感できま
す。

　また，組織やコミュニティを構成するさまざまな要素が互いに影響を
与え合いながら，これまでに大きな変化を生み出してきたことが，他の
メンバーとの対話の中から浮かび上がってきます。

　ここで重要なのが，組織やコミュニティの過去を振り返る，“個人”
“組織／コミュニティ”“社会／世界”の3つの視点です。組織やコミュ
ニティは，自分をはじめさまざまなメンバーの個人的な体験のうえに成
り立つと同時に，社会や世界というより大きな全体に含まれています。
フューチャーサーチでは，このシステム全体の入れ子構造を感覚的に理
解できるようになっています。

　組織やコミュニティの現在を検討する段階でも，さまざまな感情とと
もに“より大きな全体とつながっている感覚”をはぐくむ工夫がなされ
ています。外部環境の変化が自分たちの感情（誇りに思えること・残念
に思えること）にどのような影響を与えているのかを考えることで，自
分たちのポジティブ/ネガティブな感情が，“開かれたシステム”の中で
どのように生み出されるのかを自覚し，ポジティブな感情を生み出す理
想の未来を創造するための足がかりにしているのです。

　立場や役割の異なるメンバーとの話し合いには，さまざまな利害関係をもち，大きく視点の異なるグループによってシステム全体が構成されていることを体感してもらうねらいがあります。フューチャーサーチは，利害の衝突や対立が，なぜ，どのように生じるのかをシステム全体の視点で認識することができれば，ポジティブな未来を描き，行動することが可能になるという考えに立っているのです。

　この話し合いには，第Ⅱ章の「感情を変えるエクササイズ」と同じ効果があります。組織やコミュニティの一員として，考え，感じ，行動してきた個人の体験を，より大きな視点からとらえ直すことにより，それまで意識できていなかった自分自身の感情や価値観，行動パターンに気づき，それを生み出した背景に目を向け，感情と行動を変化させられるようになるのです。

　フューチャーサーチの特色は，行動計画を策定するにあたってコモングラウンドを探すところにあります。

　利害が対立・衝突する立場にあるメンバー間では，たとえポジティブな感情が芽生えたとしても，"現実の壁"が立ちふさがることで，完全な合意形成をはかり，共同で行動計画をつくることが困難になることがあります。この状況を打開するため，フューチャーサーチでは，参加者全員が合意できる価値観やテーマ，行動に的をしぼって行動計画を策定します。

　ここで，ワークショップ前半部で"誇りに思えること""残念に思えること"という視点から外部環境の要因を振り返っているということに注目してください。この振り返りは，ポジティブな視点からコモングラ

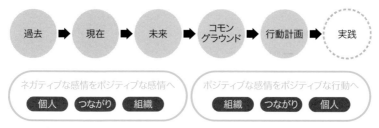

図III-15｜フューチャーサーチの特徴

ウンドを探すための環境を整えると同時に，この過程で醸成されたポジ
ティブな感情を，後半部で具体的な行動に結びつける働きがあります。

4 活用のヒント

　ポジティブ・マネジメントの枠組みでとらえ直すと，フューチャー
サーチの前半部は，過去・現在を振り返り，未来を描く過程で，ネガ
ティブな感情をポジティブなものへ変化させる働きかけを行っていま
す。そして，コモングラウンドを探し，行動計画を立案・実践するプロ
セスは，ポジティブな感情をポジティブな行動に結びつける働きかけだ
と考えることができます（図III-15）。

❶認識や感情の違いを共有することで，ポジティブな視点を生み出す

　組織や地域コミュニティを構成するメンバーの間には，どうしても利
害の対立や衝突が避けられない状況が生まれます。そのため，フュー
チャーサーチのアクティビティは，ともすれば関係者間にネガティブな
感情が引き起こされるという前提のもとに構成されています。

　過去・現在の振り返りが描き出すのは，単なる客観的な事実の羅列で
はありません。組織や地域というシステムの全体像をつくり上げる過去

や現在は，それぞれのメンバーの感情を伴う思い出や状況認識というかたちで浮かび上がってきます。さまざまな感情とともに1人ひとりが認識する"事実"が，メンバー間のつながりの中で明確化され，連鎖し，増幅されるのです。

　この過程でグループダイナミクスが働き，当初はネガティブにとらえていた状況や経験をポジティブにとらえ直す視点が生まれてきます。行動計画を立案する後半部では，ポジティブな行動を通して現実とかかわり合うことによって，メンバーにとっての新しい"現実"をつくり上げる基盤が構築されるのです。

　看護組織でも，例えば，大きく世代の異なる看護師間のコミュニケーション・ツールとしてフューチャーサーチの要素を活用することができます。過去・現在を振り返り，未来を思い描くアクティビティを実施し，看護部や病院という組織全体が，これまでどのような環境に置かれ，その中で誰が何を考え，感じ，行動してきたのかを共有することにより，世代や立場，役割を越えてポジティブな感情が醸成され，これからの組織をつくり上げる枠組みを考えることができるでしょう。

　また，多職種間の対話の場をつくり，病院という組織が外部環境の変化にどう対応してきたのか，その過程で職種の異なるメンバーがどのような経験をしてきたのかを共有することで，"より大きな全体とつながっている感覚"を養い，多職種間の連携を深めることができます。

　例えば，コロナ対応において多職種のメンバーで構成される病院という組織が，未曾有の環境変化にどう対応し，どのような取り組みが生まれてきたのかを振り返り，こうした成果をコロナ後のさまざまな連携にどう活かしていくのかについての対話を深めることによって，組織の対応力だけでなく，メンバーの一体感も高めることができるでしょう。

　フューチャーサーチの要素を他の手法と組み合わせることもできます。例えば，ワールドカフェを実施した後に，コモングラウンドを探し，行動計画を立案するワークを行えば，ワールドカフェが生み出すポジティブな感情をポジティブな行動に結びつけることが可能です。最後にメンバー全員でワールドカフェの振り返りを行う際に，共通の価値観やテーマ，行動などのコモングラウンドを明らかにすることで，具体的な行動計画の策定に向けた推進力を高めることができるのです。

　また，コモングラウンドを目標管理に反映させることも可能です。目標管理における目標設定は，上司－部下の面接を通して行われることが多いため，チームや部門のメンバー全員で目標を共有することはあまりありません。しかし，ワールドカフェを通して明らかになったコモングラウンドに照らして，各メンバーに目標設定を行ってもらうことで，1人ひとりの実践を組織のビジョンに深く結びつけることが可能になるのです。

（市瀬博基）

文献
1）香取一昭，大川　恒・著：ワールド・カフェをやろう―会話がつながり，世界がつながる 新版．日本経済新聞出版社，2017，p.57
2）香取一昭，大川　恒・著：ワールド・カフェをやろう―会話がつながり，世界がつながる 新版．日本経済新聞出版社，2017
3）前掲書2），p.63
4）Marquardt MJ・著，清宮普美代，堀本麻由子・訳：実践　アクションラーニング入門―問題解決と組織学習がリーダーを育てる．ダイヤモンド社，2004
5）清宮普美代・著：質問会議―なぜ質問だけの会議で生産性が上がるのか？．PHP研究所，2008
6）前掲書5），pp.46-72
7）Weisbord MR，Janoff S・著，香取一昭・訳：フューチャーサーチ―利害を越えた対話から，みんなが望む未来を創り出すファシリテーション手法．ヒューマンバリュー，2009
8）香取一昭，大川　恒・著：ホールシステム・アプローチ―1000人以上でもとことん話し合える方法．日本経済新聞出版社，2011，p.119
9）Buzan T，Buzan B・著，近田美季子・訳：新版　ザ・マインドマップ―脳の無限の可能性を引き出す技術．ダイヤモンド社，2013

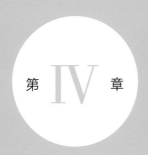

第**IV**章

事例から学ぶ
ポジティブ・マネジメント

　ポジティブ・マネジメントには，どのような状況にも適用できる万能の処方箋はありません。各施設，各職場が置かれた状況をしっかりと把握し，望ましい組織の未来像をはっきりと描いたうえで，2つのプロセスと3つのレベルという視点からポジティブ・マネジメントを組み上げ，それぞれの施設や職場の現状に最も適したかたちに整えていく必要があります。

　この章では，ポジティブ・マネジメントの実践をそれぞれの施設や職場に適したかたちに整えていくうえでの工夫という面から事例を検討するための視点を示し，さらに具体的な実践事例を紹介していきます。

ポジティブ・マネジメントの実践
取り組みを支える視点と工夫

　ポジティブ・マネジメントを始めるためには，まず組織の現状を把握する（問題状況の認識：何が起きているのか？）必要があります。そして"問題"の本質（問題の意味づけ：何が問題状況を生み出しているのか？）を見極めたうえで，望ましい状態を実現するための取り組みの焦点を定める（課題設定：問題を解決するために何をするかを考える）ことが重要です。

　ここで"混乱の管理"について考えたことを思い出してください。問題状況は，それをどのように意味づけるかによって何をするかが異なってきます。ポジティブ・マネジメントの取り組みをはじめるにあたって大切なことは，2つのプロセスと3つのレベルの相互関係，つまりメンバー1人ひとりの感情と行動がどのように結びついているのか，メンバー同士の対話と協働のあり方が，個人の感情と行動，そしてチームや組織全体の感情と行動にどう影響するのかに照らして，問題状況がどのように生み出されているのかを検討し，取り組む課題をしぼり込むことです（図IV-1）。

　この章におさめられている7事例は，すべてこうしたアプローチで組織の問題に取り組んでいます。また，問題状況をどう意味づけ，どのように課題を設定するかという視点で比較すると，そこには表IV-1に示すような共通点と相違点が浮かび上がってきます。

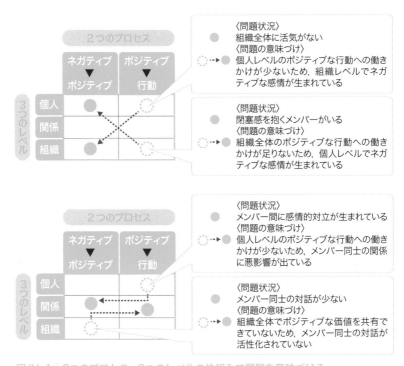

〈問題状況〉
組織全体に活気がない
〈問題の意味づけ〉
個人レベルのポジティブな行動への働き
かけが少ないため，組織レベルでネガ
ティブな感情が生まれている

〈問題状況〉
閉塞感を抱くメンバーがいる
〈問題の意味づけ〉
組織全体のポジティブな行動への働き
かけが足りないため，個人レベルでネガ
ティブな感情が生まれている

〈問題状況〉
メンバー間に感情的対立が生まれている
〈問題の意味づけ〉
個人レベルのポジティブな行動への働き
かけが少ないため，メンバー同士の関係
に悪影響が出ている

〈問題状況〉
メンバー同士の対話が少ない
〈問題の意味づけ〉
組織全体でポジティブな価値を共有で
きていないため，メンバー同士の対話が
活性化されていない

図 IV-1 │ 2つのプロセス・3つのレベルの枠組みで問題を意味づける

表 IV-1 │ 事例の特徴

	グループ 1	グループ 2	グループ 3
事例	1，2	3，4	5，6
問題状況	ネガティブな感情を抱く メンバーがいる （個人レベル）	メンバー同士の関係が よくない （関係レベル）	組織全体での行動がみ られない （組織レベル）
"問題"の 意味づけ	組織全体での行動が不 足しているため，個人の レベルでネガティブな 感情が生まれている	1人ひとりのネガティブ な感情/組織全体でポ ジティブな感情が共有 されていないことが，メ ンバー同士の良好な関 係を妨げている	1人ひとりのネガティブ な感情が，組織全体の ポジティブな行動を妨 げている
課題設定	組織全体のポジティブ な行動を促すことで，メ ンバー1人ひとりにポ ジティブな感情を生み 出す	メンバー1人ひとりのポ ジティブな感情を促し， 組織全体でポジティブ な感情を共有すること で，良好な関係に支え られたメンバー同士の 行動を生み出す	メンバー1人ひとりのポ ジティブな感情を促すこ とで，組織全体での行 動を生み出す

ポジティブ・マネジメントの実践

1 グループ1：個人レベルの問題状況→組織レベルの課題設定

　事例1，2では，ポジティブな感情や行動が喚起されていないという個人レベルの問題状況を，組織全体でのポジティブな感情の共有や行動の不足によって生み出された"問題"として意味づけ，組織レベルでの感情・行動の喚起をめざした課題設定が行われています（図Ⅳ-2）。

　この2事例は，バランスト・スコアカード（BSC）やナースのための看護管理指標（MaIN）（事例1），BSC，目標管理，ポートフォリオ（事例2）といったすでに実践している取り組みにワークショップやコーチングを組み合わせることで，ポジティブ・マネジメントとしての働きかけを行っているところに特色があります。

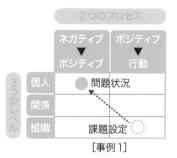

[事例1]

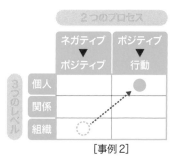

[事例2]

図Ⅳ-2｜グループ1の取り組みの特色

2 グループ2：関係レベルの問題状況→ 個人/組織レベルの課題設定

　事例3，4では，メンバー同士の関係のレベルでポジティブな感情や行動が喚起されていない（メンバー間に良好な関係が構築されていない）という問題状況を，個人レベルでポジティブな感情・行動が喚起されていない，あるいは組織レベルでのポジティブな感情・行動の共有が不足していることから生み出された"問題"としてとらえ，個人/組織レベルでの感情や行動の喚起を課題として設定しています（図IV-3）。

　この2事例は組織全体のビジョン（「予防倫理」）と個人レベルでのポジティブな感情（大切な価値）に同時に働きかける工夫（事例3）や，個人のレベルで看護補助者のポジティブな感情をはぐくむ工夫（コーチングを活用した個別対応）と，組織全体のレベルで看護補助者の役割と責任を明確にする取り組み（「出来事メモ」）の組み合わせ（事例4）に特色があります。

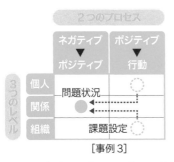

［事例3］

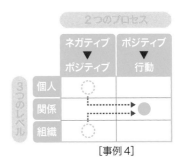

［事例4］

図 IV-3 ｜ グループ2の取り組みの特色

3 グループ3：組織レベルの問題状況→ 個人レベルの課題設定

　事例5，6では，組織のレベルでポジティブな感情や行動が喚起されていないという問題状況を，個人レベルでポジティブな感情・行動が喚起されていないことから生まれた"問題"としてとらえ，個人レベルでの感情や行動の喚起を課題として設定しています（図IV-4）。

　この2事例は，ベストプラクティスを外から与えられるのではなく，自分たちでポジティブ・デビアンスを見つけることで組織全体でポジティブな感情を共有するしくみづくり（事例5）や，1人ひとりの不安や不満を解消するために施設間での交流の場を設け，組織全体でポジティブな感情と行動をはぐくんでいく試み（事例6）に特色があります。

　以降のセクションで紹介する7事例は，各施設の状況に応じてさまざまなテーマで取り組まれた事例ですが，ここに述べた共通点や相違点，それぞれの取り組みの特色を念頭に置いて検討することにより，ポジティブ・マネジメントをさまざまなかたちで実践していくためのヒントが得られるでしょう。

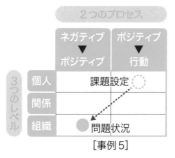
[事例5]

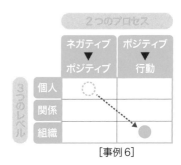
[事例6]

図 IV-4 ｜ グループ3の取り組みの特色

（市瀬博基）

POSITIVE
MANAGEMENT

事例 **1**

ポジティブ・アプローチによる
看護師長の能力開発と支援
―対話を通じた価値の共有と未来志向の目標管理による組織の活性化

髙野洋子 長浜赤十字病院・看護部長

1 目的

多忙な医療現場の中で，看護師長がやりがいをもっていきいきとマネジメントを実践できるよう，能力開発と支援体制を構築することをねらいとしました。そして，長期的には，看護組織の要である看護師長がチェンジ・エージェント（改革促進者）として，社会のニーズに対応した質の高い看護サービスの保証，働きやすい職場環境を実現し，活性化された魅力ある組織への発展に貢献できることをめざしています。

2 背景

当院は，救命救急センターなどの急性期病院の役割を発揮し，地域に貢献することを使命としています。DPC（診断群分類包括評価）の導入や在院日数の短縮，救命救急センターの受診患者の増加や手術件数の増加，患者の高齢化など，医療が複雑化，多様化している中で，効率的かつ患者ニーズに即した質の高い医療の提供が求められています。同時に，多様な価値観をもつ職員に動機づけを行い，仕事への意欲をかきたてるような職場をつくって，医療を支える人材の流失を防ぐことも看護

師長の重要なマネジメントの要素です。

　ところが，当院の看護部門は一気に世代交代を迎え，看護師長経験が
3年未満の者が6割を占める現状にありました。しかし，看護師長の教
育は院外研修に委ねる部分が多く，院内での系統的な教育プログラムや
支援体制は十分とはいえないものでした。看護師長たちは，めまぐるし
く変化する多忙な現場のマネジメントに日々翻弄され，疲弊した様子が
うかがわれました。「達成感が見出せない」「このままでよいのか自信が
ない」などといった言葉もしばしば聞かれていました。管理能力を高め
るために取り入れている目標管理などのプログラムも，強いられ感が募
り，成果によるノルマ管理になっているようにさえ感じることもありま
した。これは，目の前の業務をこなすことで精一杯で，現状を見通しそ
の先にポジティブな価値を見出せていないことが問題のように思われま
した。看護師長育成の系統的な教育プログラムや支援体制のしくみづく
りを行うにあたり，マネジメントの価値を見出すような働きかけを行わ
ずに課題だけを増やしても，根本的な解決にならないように思えました。

　ちょうどこの時期，大学院でポジティブ心理学を背景とした組織開発
の手法を学び，大変共鳴しました。今の殺伐とした現場に足りないの
は，組織や人がもつポジティブな面に光を当て，人が相互につながり，
価値を分かち合い，温かな血の通いをもたらすようなアプローチだと感
じました。そこで，この手法に着目し，プロジェクトに取り組むことに
しました。

③ 取り組みの方法・計画・経過

1　プロジェクトの全体像

　プロジェクトは，以下の3つのプログラムで構成しました（図IV-5）。

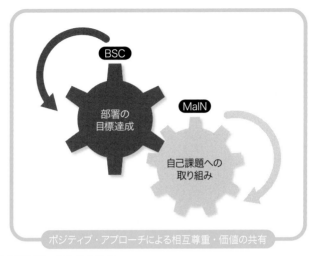

図 IV-5 ｜ プロジェクトの全体像

①ポジティブ・アプローチを用いた宿泊研修[1]の実施

②バランスト・スコアカード（BSC）を活用した部署目標達成の支援プログラム

③ナースのための看護管理指標（MaIN）を活用した，看護師長自身の課題達成支援のプログラム

　BSC は組織の目標達成のツール，MaIN は看護師長自身の成長のためのツールとして活用することにしました。また，この 2 つのツールが単なる方法論の導入にとどまり，さらに負担を増やすだけの結果に終わることがないように，ポジティブ・アプローチでプログラム全体を包括しました。対話の場を通して自らが仕事の意味や価値に気づき，ポジティブな感情をはぐくみ，相互に協働できる環境づくりがこの取り組み

1

研修は，講師の派遣を Human Value 社に委託した。このため，"ポジティブ・アプローチ"の名称を一貫して用いる。

に必要であると感じたからです。

2　プロジェクトの目標と実践内容

　目標の1つは，看護師長がマネジメントの重要な価値を深め，やりがいをもって看護管理実践ができること。もう1つは，主体的に目標管理に取り組み，看護管理過程が実践できること，としました。

a　ポジティブ・アプローチの研修

　研修は，看護師長同士が自由に語り合える場となるよう，職場から離れた自然豊かな湖畔の施設を選び，1泊2日の宿泊で行いました。初めての取り組みであるため，プログラムの企画・実施は外部講師の支援を受けました。プログラムでは AI（アプリシアティブ・インクワイアリー，p.118 参照）という組織開発の手法を用いました。この研修は，ハイポイント・インタビューをはじめとした，4D サイクルのプロセスで構成されています。以下の4つのセッションを，1つにつき2時間程度で1日半かけて行いました。

ハイポイント・インタビュー[2]（ディスカバリーのプロセス）：2人1組になり，インタビューシートをもとに，"心に残る体験"や"大切にしたい価値"などを問いかけ，最も達成感ややりがいを感じた瞬間や体験を共有していきます。お互いに語り合う体験を通して，「心が温かくなるのを感じた」「自分自身の最高の瞬間を想い起し涙があふれてきた」などの感想が聞かれていました。

ポジティブコア[3]の探究（ドリームのプロセス）：ハイポイント・イン

---

[2]
最もやりがいや達成感を抱いた体験のインタビュー。

[3]
強みや価値，組織，個人に活力を与える源。

タビューの内容をグループで共有し，自分たちの大切にしている価値を探求し，シンボルにして表現しました。"承認""支援""よい人間関係"などのポジティブコアが見出され，さまざまなオブジェで可視化されました。

理想の未来・ありたい姿の共有（ドリームのプロセス）：ここでは，ポジティブコアが最大限に発揮された，理想の職場の未来像や可能性を話し合い，それを寸劇（スキット）で表現しました。例えば，あるグループは，『北風と太陽』の物語をモチーフにした未来の職場を表現していました。"効率と利益の追求，成果至上主義が優先され，職員たちが疲弊している組織"と対比して，"職員1人ひとりが尊重され，互いに支援し合える温かい職場"が理想の未来の職場として表現されていました。

行動目標の宣言（デザインのプロセス）：研修の最後には，「私の最初の一歩」として，職場に戻って明日から実践する行動目標を各自が宣言して終了しました。セッションを進めていくうちに，豊かな語りの場がつくられ，お互いの関係性が高まり，参加者1人ひとりが全体の中の一部のような一体感を感じるようになっていました。そのときの会場は，温かな空気と笑顔に包まれていました。

現場での取り組みの持続（デスティニーのプロセス）：研修後は，これが一時的なイベントで終わることなく日々のマネジメントに活かせるように，BSCやMaINを活用して継続的にフォローアップを行いました。

b　BSCを活用した部署目標達成の支援プログラム

　BSCを活用して，各部署の目標達成のPDCAサイクルが循環するように支援しました。年間4回のワークショップを通して，看護管理の実践過程を支援しました。

　このプログラムで最も大切にしたいと思った点は，全員参加の話し合いの場をつくることです。BSCを活用した目標達成のPDCAサイクル

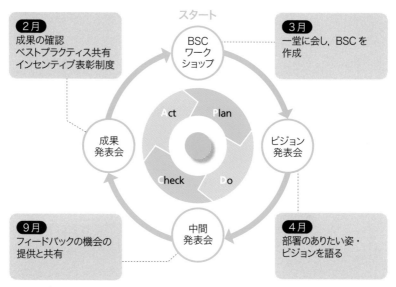

図IV-6│BSCによるPDCA実行の支援

を，単なる業務の流れではなく，ポジティブな視点から自分たちの仕事の価値，メンバーとの関係性，組織の強みを振り返る場にしようとしました。3月には，現状分析から部署の課題の明確化までの一連のプロセスを共有するワークショップの場を設けました。4月にはBSCの発表会を開催し，各部署のビジョンと重点課題を共有し，9月には中間発表会，翌年2月には成果発表会を行い，フィードバックの場を設けました（図IV-6）。ワークショップでは，以下の3点を意識しました。

①看護師長・係長が一堂に会する場とすること
②部署をどのようにしていきたいのか，問題や不足のみを取り上げるのではなく，未来志向でビジョンや戦略のストーリーを語る場とすること
③中間発表会や成果発表会では取り組みの成果を可視化し，分かち合い，讃え合う場とすること

事例1 ポジティブ・アプローチによる看護師長の能力開発と支援

組織分析から，戦略の立案，成果の共有までのすべての意思決定のプロセスに全員が参加することで，当事者意識や主体性を促し，相互の連携を強めることをねらいとしました。

c　MaIN を活用した，看護師長自身の課題達成支援プログラム

MaIN は，看護師長がマネジメントについて自己評価して強みや課題を明らかにし，看護管理に役立てるツールとして活用しました。BSC を展開していくうえでも，自己の看護管理のスタイル（強みや課題）を客観視し，マネジメントしていくことが重要であると思います。

導入時には，看護師長全員で外部講師から MaIN の概要について講義を受け，フォローアップ研修では，ワールドカフェ形式で，看護師長同士が自由にマネジメントスタイルや課題を話し合う場を設けました。ここでも主体的に自己の課題に取り組むことを重要視し，自由な対話の場での相互作用から，それぞれの課題に気づけるような場づくりを大切にしました。

4　ポジティブ・マネジメントの成果

1　ポジティブ・アプローチの研修の効果

a　参加者の評価

2日間に及ぶ研修後の自由記載によるアンケート結果で最も多く抽出されたキーワードは，"仲間との連帯感"でした（**表Ⅳ-2**）。また，「研修はどのような体験であったか」の質問では，"仲間との対話の場""経験を振り返る機会""喜びの体験の想い起こし"といったキーワードも抽出されました。「ここが安心して話せる安全な場所なのだと再認識した」「独りで抱え込まず，もっとみんなに相談すればよいのだと気づい

表 IV-2 | 研修終了後のインタビュー内容分析の結果

研修 1 日目	研修 2 日目
1　仲間との連帯感	1　仲間との連帯感
2　経験の振り返りの機会	2　楽しい時間
3　楽しい時間	3　未来への志向
4　大切にしている価値の共有	4　達成感
5　達成感	5　高揚感
6　創造力の発揮	6　前向きな思考
7　共通の目的の確認	7　自己の解放
8　未来への志向	8　現場の仲間への波及
9　自己の解放	
10　自己を開示することへの抵抗	

（頻度の高かった順）

た」「インタビューは看護師になろうと思った原点や価値に立ち戻る体験であった」「成功体験を話していると充実していた瞬間がよみがえり，涙が出てきた」などといった肯定的な意見が聞かれていました。このように，研修後は"仲間との関係性の高まり""ポジティブな態度"などの肯定的な変化がみられました。

b　ワークショップの効果

　参加体験型の語る・聴く，感じる・共有する，創り出すという，普段の講義形式とはまったく異なるアプローチでの研修に，参加者は当初，戸惑いがあったようでした。しかし，参加者同士の相互作用によって，自然と場がかたちづくられていったように感じています。

　このような場づくりが成功した背景には，いくつかの工夫がありました。まず，職場という日常から離れた景色の美しい自然の中に場を設定したことです。また，事前準備も入念に行いました。参加者全員に招待状を送り，会場には音楽を流したり，ウェルカムドリンクを準備するなどして場を和ませる工夫をしました。参加にあたっては，「関心を寄せ

て楽しむ」「判断を保留し，まずは受け止める」など，いくつかのルールを設けました。看護部長，副部長，すべてが同じ立場で参加者となり，一緒にワークショップを体験したことで，より一体感を強めることができたと感じています。

c　ポジティブ感情・体験の共有による効果

　最も印象に残っているのは，「ハイポイント・インタビュー」のセッションです。自分たちが"大切にしている価値"や"心に残る体験"を語り，対話を深化させ，自分たちの仕事の意義を共有できた時間は研修の中核であったと感じています。仲間と共有した価値を，"理想の未来・ありたい姿の共有"のセッションで寸劇（スキット）として表現したことも印象的でした。短時間で，すばらしいアイデアが生まれ，活気にあふれた未来の職場のストーリーは，どれも楽しくポジティブなものでした。短時間でこのような成果を生み出す相互作用の力に感嘆しました。

　合宿終了後も，研修の最後に宣言した「私の最初の一歩」の目標を実行する様子が伺われました。「スタッフと話をしながらランチを食べる」「毎日 10 人以上のスタッフにありがとうの気持ちを伝える」などといった小さなことですが，日常の職場でも自分から変化しようとする姿勢を感じることができました。

2　目標達成度の評価

　BSC の成果発表後のアンケート調査では，看護師長として変化したこととして，"目標管理の意識化""スタッフへの積極的な働きかけ""他部署との連携"などのキーワードが抽出されました。また，"チームリーダーの変化"や，"小集団活動の活性化""医師との対話の促進"など，看護師長の変化が周囲に好影響を与えていることも示唆されました。看護部全体の BSC の達成度は 4 段階で評価し，A 評価（80％以上

の達成），B 評価（70〜79％）を合わせると 80％以上の達成度を導くことができました。取り組みにより，目標管理の能力が向上したことはもとより，関係性の高まりが相互に影響を及ぼし，高い成果につながったと考えています。

3　課題達成支援プログラムの評価

　MaIN の実習では，ワールドカフェという自由で対等な場づくりによって，先輩の看護師長と新任の看護師長など，看護師長間の対話が促進されました。特に新任の看護師長は MaIN を手がかりに，看護師長相互の学びの場から，自己の課題と行動目標を明確にして取り組む様子がみられました。取り組み後，計画，動機づけ，教育，コミュニケーション，組織，アウトカムの 6 つのカテゴリーで自己評価したレーダーチャートが，バランス・大きさともにプラスに変化している看護師長が多くみられました。

4　プロジェクトを終えて

a　参加者の評価

　プロジェクト終了時に，フォーカスグループインタビューを行いました。インタビューでは，"やりがい" "自信" といった肯定的な状態を表現するキーワードが増加していました。それぞれを具体的にみていくと，"やりがい" というカテゴリーでは，「スタッフの成長過程を支援できていると思えるときやりがいを感じる」という声が聞かれました。また，"自信" のカテゴリーでは，「目標管理で部署の長期の見通しができるようになった」「取り組みが成功し，成果につながったとき自信がもてた」など，役割に対する肯定的な変化が述べられていました。

　このことから，ポジティブ・アプローチがプログラム全体の潤滑油となり，BSC や MaIN の取り組みと相乗しながら看護師長の能力開発と

支援に効果をもたらすことが示唆されました。ポジティブ・アプローチの研修ではぐくまれた対話の姿勢やポジティブな感情が，日常での関係性やコミュニケーションにも少しずつ変化をもたらしたと感じています。また，組織や自分自身の強みや価値に注目すること，将来ありたい姿を明確に描き，実現に向かおうとする肯定的な思考・態度が，目標管理を推進していくうえでも大きく影響していたと考えています。

b　プロジェクト終了後の職場の変化

院外研修後も，さまざまな場面で対話の場づくりを意図的に継続したことで，相互の信頼感や関係性・仲間意識が強まり，連携し支援し合おうとする姿勢が強化されました。例えば，BSC のワークショップでも，病棟と外来，病棟と訪問看護ステーション，外来化学療法室と外科外来などが合同でカンファレンスを始めたり，協力し合おうという意思表示を交わす姿勢がみられました。また，多忙な部署への応援体制も，抵抗なく日常的に行われています。

現在でも，2年に一度の宿泊研修と，年間を通しての BSC 展開のワークショップを継続しています。また，月に一度は看護師長会を開き，相互学習の場として，対話の場づくりを継続しています。

5　まとめ

これまで，殺伐とした厳しい現場の中で疲弊し，孤立感や焦りを感じ，なんとなくギスギスしていた状況から，お互いの存在を肯定的に認め，温かい支援関係をつくり出す関係性へと少しずつ変化し，よい結果につなげることができたことは，プロジェクトの大きな成果であったと思います。

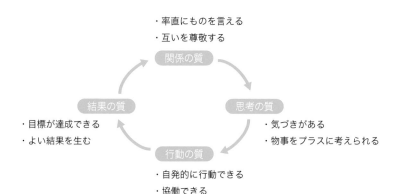

・率直にものを言える
・互いを尊敬する

関係の質

思考の質

・気づきがある
・物事をプラスに考えられる

行動の質

・自発的に行動できる
・協働できる

結果の質

・目標が達成できる
・よい結果を生む

図IV-7｜成功の循環モデル（ダニエル・キム）

（香取一昭，大川　恒・著：ワールド・カフェをやろう—会話がつながり，世界がつながる　新版．日本経済新聞出版社，2017，pp.36-38をもとに作成）

　宿泊研修など大がかりな取り組みを実現するのは困難かもしれませんが，日常に対話の場をつくり出すことはできるのではないでしょうか。日々の職場にポジティブ・アプローチを活かす場はいくらでもあります。日常的な場の中に"相互の関係性を深め，安心して語れる場をつくること""不足や問題だけに目を向けるのではなく，強みや価値を問いかけ，分かち合う場をつくること"が成果を生み出します。

　マサチューセッツ工科大学のダニエル・キムは"成功の循環"というモデル（図IV-7）で，関係づくりの重要性を主張し，"関係の質"の向上は，"分断の文化"から"つながりの文化"への転換を実現し，思考と行動，そして結果の質に対して好循環をもたらすと述べています[1]。看護師長自らがポジティブ・アプローチを身につけ，行動を変化させることで，組織に好影響を及ぼし，ますます組織が発展していくことが期待できると考えています。

振り返り，伝えたいメッセージ

　初版の発行から数年経ち，当時の取り組みの中で特に苦労した課題とそれをどのように乗り越えたか，また今だからこそ伝えられる看護管理者に向けてのメッセージをまとめました。

課題と解決策

課題①：ポジティブ・アプローチの研修が受け入れられるのか　　　　　という不安

　AI（アプリシアティブ・インクワイアリー）の手法を用いた宿泊研修の実施にあたっては，参加者にこの取り組みが受け入れられるのかという不安が一番大きかったです。大学の講義で学んだり，他施設での取り組みを聞いたりはしていましたが，当院でも同じように導入できるかは半信半疑でした。

　また，最初の導入でもある研修案内をどのようにするかは特に悩みました。通常の研修の場合，テーマや内容，講師を案内すれば，おおよその研修概要をイメージできます。しかし，AIなどの体験型の学習においては，その内容を文書で伝えることが難しく，研修の中身や雰囲気を具体的に知るには，実際に参加してもらうことが必要でした。

課題①に対する解決策
準備を入念に重ね，参加したくなるような仕掛けをする

　このような不安を払拭するために，コアメンバーや外部講師の支援を受けて研修準備を入念に行いました。日程調整や場所選び，プログラム

構成，インタビューシートなどの研修ツールの作成など，準備の段階に9割くらいのエネルギーをかけたように思います。

　そして，研修案内においては，「楽しそうだから，参加してみよう」と思ってもらえるよう，「湖の見える場所で，ゆっくり語り合い，"明日からこうなったらいいな"と思う理想やそれを叶えるためのアイデアを出し合いましょう」といった内容を記載した招待状を1人ひとりに手渡し，より多くの人にポジティブ・アプローチの研修に参加し，体験してもらえるように努めました。

　研修では，参加者が自身を開放できるようにハイポイント・インタビューなどのセッションの場を設け，大切にしている価値観や心に残る体験，理想の未来，ありたい姿などを共有できるようにしました。研修後には「仲間との連帯感が高まった」など，数多くの肯定的な反応（p.150「❹ポジティブ・マネジメントの成果」参照）がみられ，参加者にこのポジティブ・アプローチの取り組みを受け入れてもらえたことを実感しました。

課題②：ポジティブ・アプローチによる成果をどのように現場での実践に継続的に活かすか

　「宿泊研修はお互いをよく知る機会となり楽しかったけれど，そこで終わってしまうのではないか」という思いを抱いた参加者もいたと思います。AI を用いた研修の目的は，それを単に実施することではなく，その体験を通して得られた関係性や共有された価値，前向きなエネルギーを現場での実践に継続的に活かせるようにすることです。つまり，お祭りのような一時的なイベントとなってはいけないのです。

　当初は，定期的なフォローアップ研修を計画していましたが，多忙な現場においてはそのような研修を業務の中に組み込み，継続的に実施することが困難でした。

今ある他の取り組みの中にうまく取り入れる

悩んでいる中で，AI の 4D サイクル（p.119 参照）と，バランスト・スコアカード（BSC）を活用した部署目標達成の支援プログラムの PDCA サイクルには互換性があることに気づきました。つまり，BSC の，部署の強みを見出し，ありたい未来を描き，それを実現するための計画の立案（P）→実行（D）→評価（C）→改善（A）というプロセスは，4D サイクルの強みを見出す（ディスカバリー）→未来を描く（ドリーム）→しくみをつくる（デザイン）→実践する（ディスティニー）と重なっているのです。

そこで，BSC を活用した目標管理システムに，AI のポジティブ・アプローチを取り入れたところ，メンバーの関係性が高まってそこに温かな血が通い，より組織が活性化するようになりました。新しい取り組みは大切ですが，足し算でばかりでは現場の負担となりうるため，今ある他のシステムの中にうまく取り入れていくことが必要だと思います。

看護管理者に向けてのメッセージ

1. 組織感情という経営資源をマネジメントできなければ，よい成果は生まれない

この取り組みを始めたころは，当院の看護組織は世代交代したばかりで，まだ成熟していませんでした。目標管理などの看護管理の手法はいくつか取り入れていましたが，数値目標や成果の達成度といったことにとらわれていたように思えました。それぞれが自分のことで精一杯な状況で，閉塞感や焦りからネガティブな感情が伝わってきました。懸命に取り組んでいるけれども，「成果が出せない自分はだめなのだろうか」

との悩みを相談されたことが心に残っています。目先の数値や不足ばかりが強調され，先を見据える力や取り組みの過程を認めることが足りないと感じていた中で出会ったのが，ポジティブ・マネジメントでした。

　今回の取り組みを通して，不足や問題に焦点を当てる問題解決アプローチだけではなく，対話を通して強みや価値を深めるアプローチも，非常に有効であることを実感しました。個人のネガティブな感情が少しずつポジティブな感情へと変化し，個々の行動が前向きになり，そして，看護管理者同士のつながりが深まり，互いに影響し合いながら組織全体のエネルギーがポジティブなものへと変わっていったように思います。

　近年，ヒト・モノ・カネ・情報・ナレッジに加え，組織感情も経営資源と考えられるようになってきています。ポジティブな組織風土はよい結果を生む，言い換えれば，組織感情をマネジメントできなければ，よい成果にはつながらないとさえ思います。当たり前のようなことですが，日々お互いを認める，対話の場をつくる，助け合い感謝することがマネジメントの源かもしれません。

2. その先にある価値を見出せるマネジメント力が求められている

　以前，市瀬博基先生の講演で聴いた3人の石職人の話が印象に残っています。忙しく働いている3人の石職人に何をしているのか尋ねたところ，1人は「石を運んでいる」，もう1人は「壁をつくっている」，最後の1人は「教会をつくっている」と答えたという内容の話でした[2]。

　看護管理者やスタッフが，単に「石を運んでいる」と思って仕事をするのではなく，その仕事の先に「教会という皆のよりどころとなる素晴らしい場所をつくる」という価値を見出せるようなマネジメントができればと思います。仕事の1つひとつや自分自身の存在が，価値ある大

きな全体の一部であると思えることがモチベーションを高めると感じています。

　看護管理者自らが，組織・人の強みや価値を見出し，意味づけ，ビジョンを語り，仲間を鼓舞して目標の実現に向けてともに行動することや，積極的に仲間と語り，成果を分かち合うことが大切だと実感しています。忙しい日々の中でも，管理者とスタッフ双方が，その先にある価値を見出して語り合い，互いに助けながら，楽しく仕事ができればよいなと思います。

　魅力ある仕事や職場であるかどうかは管理者の姿勢に大きく影響されると考えています。管理者自身が"ポジティブであること"が人をひきつける職場の第一の条件であると思います。

文献
1）香取一昭，大川　恒・著：ワールド・カフェをやろう—会話がつながり，世界がつながる　新版．日本経済新聞出版社，2017
2）ホイットニー D，トロステン＝ブルーム A，レイダー K・著，市瀬博基・訳：なぜ，あのリーダーの職場は明るいのか？ ポジティブ・パワーを引き出す5つの思考法．日本経済新聞社，2013，p.258
3）井部俊子・監：ナースのための管理指標 MaIN 第2版．医学書院，2010

POSITIVE
MANAGEMENT

事例 *2*

支援し合える関係性に着目した目標管理
―ポートフォリオ評価の導入

小関次子 東京都立墨東病院・看護師長（プロジェクト当時）
現　公益財団法人東京都保健医療公社荏原病院・看護副部長

1 目的

　病棟スタッフの主体性と自律性の向上に向けてポートフォリオ評価を導入し，効果的な目標管理を行うことにより，いきいきと働き続けられる職場環境づくりをめざしました。さらに，ポートフォリオ作成後の中間発表会を通じて，職場内で励まし合い，支援し合える関係性を構築することでポジティブな職場感情をはぐくみ，自己の内発的動機づけもできる職場環境づくりもめざしました。

2 背景

1　目標管理の現状

　所属部局から出されたバランスト・スコアカード（BSC）をもとに，病院，看護部，病棟 BSC を作成し，目標管理を行っています。スタッフはそれらを理解し，"自己申告"という所定の書式で組織目標や

1
事前に目標を設定し，そこに行きつくための最適な意思決定をはかる学習法のこと。目標，計画や調べた資料やメモ，考えや行動などを自由に記載し（ポートフォリオ），その内容をもとに評価を行う。総合的な学習の評価方法として，注目されている。

能力開発について，個人目標や取り組み事項を書いて，年3回提出しています。自己申告書提出後は，管理職と看護師長による目標管理面接が年2回（5月・11月）行われています。

　急性期病院は，毎日が忙しく業務をこなすのに精一杯で，あっという間に年月が過ぎてしまったという事態にも陥りかねません。そこで，忙しい毎日の中でも自らの明確な目標をもちつつ，スタッフ同士が刺激したり励まし合うことで，組織目標や個人目標が達成され，看護師としてのキャリアの発展をはかることを意図してプロジェクトに取り組みました。これらは，職場の中でのスタッフ同士の関係性を重視し，職場全体で支援し合うことで，スタッフの成長を促し，職場の活性化にもつながるものと考えました。

2　当院における病棟での看護体制

　取り組みを行った当初，病棟看護師数は27名（看護師長1名，副看護師長1名，主任3名，一般22名）でした。看護師の平均年齢は34.0歳，看護師経験平均年数は11年（看護師長を除く）でした。看護師経験年数はほぼ均等に分かれており，職場内での学び合いと刺激し合える関係性につながっていくものと考えました（**表 IV-3**）。

表 IV-3 ｜ 看護師経験年数別割合

看護師経験年数	1～3年目	4～9年目	10～19年目	20年目以上
割合	31%（8名）	23%（6名）	23%（6名）	23%（6名）

（n＝26）看護師長除く

3 ポジティブな取り組みの内容

1 目標の設定

「目標管理」は，個々人が自ら目標に向かって努力することで最大の成果を発揮します。そこで，現在の目標管理をより効果的に行っていくために，

①個人の目標とその取り組みを明らかにするために，ポートフォリオ評価を導入する

②組織目標の達成を促すために，病棟看護師を"医療安全""感染予防""教育""患者サービス"の4グループに分け，それぞれのグループで目標達成に向けた取り組みを行う

こととしました。そして，学びや刺激となる場として，グループそれぞれの目標達成の取り組みプロセスを発表したり，グループごとでのポートフォリオ評価の中間発表会を実施しました。この取り組みは，病棟の看護管理者（看護師長），副看護師長，主任の5名で力を結集し，企画と推進をはかり，1年間取り組みました。

2 半年間の段階的な取り組み（図 IV-8）

a 準備期間（3月末〜4月上旬）

まず，組織目標別に4グループに編成し，副看護師長と主任に活動の推進とスタッフの支援者の役割を担ってもらいました。スタッフのグループ編成は，本人の希望や能力が最大限発揮できるものを考慮して，看護師長，副看護師長，主任で決定しました。

グループ編成後，グループの一体感を高めるために，グループ名称をつけ，グループごとに組織目標に対しての1年間の計画を立てました。

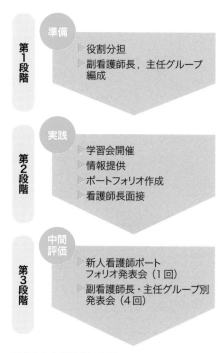

第1段階　準備
- 役割分担
- 副看護師長，主任グループ編成

第2段階　実践
- 学習会開催
- 情報提供
- ポートフォリオ作成
- 看護師長面接

第3段階　中間評価
- 新人看護師ポートフォリオ発表会（1回）
- 副看護師長・主任グループ別発表会（4回）

図 IV-8 | 段階的取り組み

b　実践期間（4月中旬～5月）

　看護師長，主任が講師となり，"目標管理""看護師のキャリア""ポートフォリオ評価"についての学習会を実施し，知識の強化に努めました。この他にも，看護師のキャリアを活かせる情報や学習会・講習会・学会などの資料や情報を提供しました。これらは，看護師長が随時更新していきました。

　スタッフ個々の取り組みとしては，年度目標を設定し，目標の取り組みを可視化するため，ポートフォリオの作成を促しました。さらに，それらの目標への動機づけとして，看護師長によるスタッフ全員への初期面接を行いました。

c　中間発表と評価（10月）

　取り組みが始まり，半年が過ぎたころ，スタッフが互いに個々の目標や取り組みを知り，また，個々がこれまでの振り返りが行えるよう，2つの中間発表会を行いました。1つは，新人看護師のポートフォリオ評価の中間発表会です。企画・司会・進行は看護師長が担い，開催日には日勤スタッフ全員，看護担当科長，他病棟看護師長が参加しました。

　もう1つは，グループごとのポートフォリオ中間発表会です。こちらは，グループ担当副看護師長，主任が企画・司会・進行役となり，参加者は，グループメンバー全員と他のグループの希望者という構成でした。中間発表後には参加者同士の意見交換を行いました。また，全グループの中間発表会の終了後にアンケート調査を行い，スタッフがこの取り組みに対してどのような思いを抱いているかを，自由に記述してもらいました。

3　年間を通じた取り組み

　年間を通じて，スタッフの支援能力の強化と目標や情報などの可視化に努めました。

　スタッフの支援能力の強化として，看護師長，副看護師長，主任にコーチングのロールプレイを毎月1回実施しました。これは，職務に対する内省を促し，スタッフとのポジティブな組織感情を生み出し，スタッフへの効果的な支援能力を養うことを目的で行いました。

　また，毎月A4判のポスターを作成しました。この中には，目標達成に向けてのメッセージや，病棟BSCに関する内容，自己申告提出時期，ポートフォリオ評価の中間発表会日程などの年間スケジュールを掲示し，情報の可視化に努めました。

4 ポジティブ・マネジメントの成果

1 中間発表の効果

　ポートフォリオ評価の中間発表後の 11 月に，病棟一般スタッフに自由記載によるアンケート調査を実施（回収率 100％）しました。その結果は，**表 IV-4，5** の通りです。

　ポートフォリオ評価の中間発表会で「同僚の学ぶ姿勢によい刺激を受けた」ことは，今まで，あるようでなかった，同僚の目標や取り組みを知る機会となりました。自分の方向性に迷いが生じていたり，特に看護経験年数の少ない（1〜3 年目）スタッフにとっては，数年後，あるい

表 IV-4｜1年前と今年度の“目標管理”に関する取り組みの違い

- 自らの目標管理による前向きな取り組みができた
- “キャリア”や“目標管理”を意識するようになった
- ポートフォリオの活用で目標達成のための行動がしやすかった
- 中間発表会への参加は学びの機会であった
- 1 年前の取り組みと相違ない
- 今後のキャリアや目標が明確になっていない
- 目標管理やポートフォリオ活用ができなかった

表 IV-5｜「ポートフォリオ中間発表会」で最も役に立ったこと，印象に残ったこと

- 同僚の学習内容や取り組みが参考となった
- 同僚の目標や学ぶ姿勢によい刺激を受けた
- 自ら前向きに取り組めたことを実感できた
- 同僚のポートフォリオの作成の仕方が参考になった
- 日常業務では聞かれない同僚の考えや価値観を知る機会となった
- 職場内での承認の機会であった

は 10 年後，20 年後の自分と"対話"できる機会となり，内発的な動機づけになったと考えます。看護経験が豊富な先輩という身近なロールモデルは，今後の目標やキャリアデザインが描けないスタッフを刺激し，目の前の目標となる貴重な存在であると考えます。

また，中間発表会で自身が行ったことや努力したことを公表し，同僚から認められたり，称賛を受けることは，キャリア形成の途上にいるスタッフの自己肯定感を高め，"将来の自分"へと思いをつなげられたのではないでしょうか。

これに加え，「日常業務では知り得ない同僚の考えや価値を知れた」ことは，職場内での同僚の考えや価値を理解し尊重しようとする，ポジティブな組織感情をはぐくむ機会になりました。実際，中間発表において，同僚のかげの努力を知ることとなり，「忙しいのに，地道に勉強頑張っていたんだね。すごいね。私も頑張らなきゃ……」といった発言も聞かれるようになりました。また，キャリアを自ら発展させていく意識が高まり，資格取得支援制度利用による進学者や病棟業務に関連した資格取得者，希望分野での長期研修受講者も出てきました。

これらはすべて，職場内での人間関係を良好にし，組織としての強みとなっていくものと確信しています。

2　ポートフォリオ評価の導入・活用の効果

目標管理を効果的に行うためのツールとしてポートフォリオを活用したことで，スタッフ個々に自主的に目標管理を行うという自覚が生まれ，実際に前向きに取り組めるようになったことが，アンケートの結果から明らかになりました。そして，これを機に，なぜ，自身で目標を管理していくのか，看護師としてどのようにキャリアを積み重ねていくかを考えるようになったようです。

ポートフォリオの作成により，自分が立てた目標について"成果"や

"自分の頑張り"を視覚的に振り返ることができます。それが動機づけとなって，自律した成長につながっていくものと考えます。

3　組織目標への取り組み

　小グループを結成し，グループ内のスタッフが同じ組織目標を意識して取り組めたことは，スタッフ間の連帯感を生むきっかけになったと考えます。各グループでユニークな名称をつけ，楽しく連帯感をもって1年間計画的に取り組み，組織目標を達成することができました。特に印象的だったのは「医療安全」グループで，転倒・転落件数が前年度に比べ35％減と大幅に減少したことです。このことは，「医療安全」グループの目標が病棟全体への取り組みとして広がった結果と考えます。

　また，この取り組みの実施中に，先輩看護師が同じグループの後輩を目標に関連した内容の学会に誘い，後輩がさらに同期を誘って3人で学会へ参加したという報告もありました。後輩2人は初めて学会に自主的に参加し，「初めての経験で緊張したけれど，よい学びになった」と話していました。

　さらに，副看護師長，主任が目標達成に向けて担当グループメンバーを支援するために，毎月のコーチングのロールプレイで相互にスキルを学んでいきました。これにより，自己の傾向や弱点を知ることが可能となり，より効果的なスタッフ支援につながったと考えます。

4　看護管理者のかかわり

　この取り組みを通して，スタッフ自身が目標管理やキャリアを発展させることができるように，看護管理者は"縁の下の力持ち"であることが重要であると気づきました。管理者の役割は，スタッフ自身が考えやり遂げたいという思いを実現させ，達成感や自信によって成長を自覚し次のステップに躍進できるように支援していくことだと考えています。

5 まとめ

　長期にわたり，継続的に働くことが期待されている現代においては，目標管理やキャリア開発を通じて，常に自律的に成長できる環境をつくり上げることが必要です。

　"目標管理"を自己管理のみで行うのではなく，管理者やスタッフの関係性というつながりの中で刺激し合い，互いに成長するというように意義ある管理方法として活用することが重要と考えます。

　スタッフ1人ひとりが"目標"に自律的に取り組めるよう職場全体で支援することや，目標の達成プロセスや成果を上司や同僚から認められる機会をつくることで，前向きな気持ちでいきいきと輝きながら，自信をもって働き続けられると考えます。

振り返り，
伝えたいメッセージ

　初版の発行から数年経ち，当時の取り組みの中で特に苦労した課題とそれをどのように乗り越えたか，また今だからこそ伝えられる看護管理者に向けてのメッセージをまとめました。

課題と解決策

課題：目標管理を日常的に意識してもらうにはどうすればよいか

　「目標管理を継続的かつ効果的に行い，組織目標を達成させ，スタッフの成長へとつなげていくにはどのようにしたらよいのだろうか」という思いが，この取り組みの出発点でした。実は，筆者はポートフォリオの作成や中間発表会の開催は初めての経験であり，果たしてどのような結果になるのか，成果が出るのか不安を抱いていました。また，スタッフに目標管理の必要性について理解してもらい，日常的に意識してもらうためには，どのようにしていったらよいかと思い悩んでいました。

課題に対する解決策❶
ポスターを作成し，取り組みについて知ってもらう

　毎月，A4判のスタッフ向けのポスターを作成し，筆者自身の決意を伝えるようにしました。1か月という月日はあっという間に流れていくものの，日々自らを刺激し，何よりも自身が目標管理を意識するということを念頭に置きながら，ポスターを作成していきました。あるとき，掲示したポスターを見ているスタッフの後ろ姿が視界に入りました。こ

の姿を見たときに，このようなスタッフが筆者の背中を押し続けてくれているのだと実感しました。そして，小さなことでも継続的に行い，前を見続ける姿勢が必要なのだと思い知らされました。

課題に対する解決策❷
ポートフォリオ評価を導入し，日常的に目標管理を意識してもらう

スタッフには，職場の目標を自身の目標に置き換えて具体的に考えることの重要性を説いていきました。そして，それを可視化し，振り返ることができるようにするためには，ポートフォリオ評価の導入が必要であるとも説いていきました。

年度初めは士気が高く，目標に向かって頑張れそうな気がしても，時が経てば煩忙な日常に流され，目標などを見失いがちになります。そのようなときは，ポートフォリオに目を向け，今までの行動を振り返ってみる，実績値を出してみるというような自主的な行動が重要であったと考えます。そして，スタッフはその自ら作成したポートフォリオを中間発表会で互いに見せ合って自己開示し，説明をしていきました。この一連のプロセスがスタッフの肯定感を高め，目標を管理していくという意識につながっていったと思います。

スタッフは排他したり馴れ合いの関係ではなく，協力し合って切磋琢磨し，また職場の目標に向かって行動する同志でなければなりません。そのような関係性を構築できれば，取り組みに対する成果がよりもたらされると考えています。

看護管理者に向けてのメッセージ

1．スタッフの特性を知り，長所に目を向ける

　「スタッフと向き合う」と言うと，具体的にどのようなことを思い浮かべますか。

　当然ですが，スタッフにはさまざまな特性があります。しかし，個人の特性を瞬時に理解することは困難です。だからこそ，自ら声をかける姿勢や対話を継続して行うことが必要なのだと思います。さまざまな場面で声をかけ，日常的な会話から専門的な会話などを続けていくことが，スタッフの特性を理解し，向き合うことにつながっていくのではないでしょうか。

　人は物事がうまく運ばなくなると，できないことに目が行きがちです。しかし，そればかりにとらわれてしまうと，何の解決策も出ず，何よりも自分自身がつらく苦しくなります。人には必ず長所やできることがあります。スタッフと向き合い，それを見つけられれば，自分自身も楽になります。看護管理者が楽な気持ちでいれば，スタッフも声をかけやすくなるといった好循環が生まれると思います。

2．部署の管理者としての意見や方向性を明確にしておく

　スタッフは「師長さんの考え方がわからない。方向性がみえてこない」などと愚痴をこぼすことがあります。一時的な発言や取り組みでは目標を達成することはできません。部署の管理者としてめざす方向性を定め，自分の考え方を明確にしておくと言動にぶれがなくなります。また，それによりスタッフも管理者の目標や考え方をより理解できるよう

になると思います。

3. 周囲の人々の力を借りながら取り組むことで,
　良好な関係が生まれる

　日常の複雑で煩忙な業務を円滑に遂行するうえで,働きやすい職場環境づくりが重要なことはいうまでもありません。職場環境の中でも,特に人間関係はさまざまな面に影響を与えます。職場における良好な人間関係は一朝一夕に形成されるものではありませんが,新しい取り組みをする際は,周囲の人の力を借りながらそれを築いていかなければ,物事はうまく運びません。

　毎月定期的に副看護師長や主任と話し合う機会を設け,自分の思いや考え,そして理想を繰り返し伝え続けるなど,周りの人々と対話し,協力を得ていました。看護師長1人の力は微力であったとしても,副看護師長や主任などの周囲の人から協力を得ながら力を結集していくことで,取り組みを前進させることができ,結果として,職場におけるよりよい関係性を構築することができたと考えています。

文献
1) 鈴木敏恵・著：目標管理はポートフォリオで成功する. メヂカルフレンド社,2010
2) 鈴木敏恵・著：ポートフォリオとプロジェクト学習. 医学書院,2011
3) 河野秀一・著：モチベーションアップの目標管理. メヂカルフレンド社,2011
4) 五十嵐英憲・著：新版 目標管理の本質. ダイヤモンド社,2011

POSITIVE
MANAGEMENT

事例 3

大切な価値の共有で，
看護の質と効率の両立を実現

酒井富美 松山赤十字病院中央手術室・看護師長（プロジェクト当時）
現　同病院・看護副部長

1　目的

　医療制度改革の推進に伴って医療提供体制が変化し，効率と質の向上の双方が問われる中，「予防倫理[1]」という概念をもとに，カンファレンスを通して"大切な価値"を共有し，手術看護の質を保証するしくみづくりを行うことをめざしました。

2　背景と現状分析

　手術室は，密室性が高い環境であること，高度な技術を提供するため医療事故のリスクが高いこと，先端医療・技術への緊急対応に突然に曝らされることといった特徴があります。そのため，医療者の高い倫理観にもとづいた実践が期待される場となっています。しかし，患者・家族の価値観が多様化する中で，在院日数短縮，医療技術の進歩や医療費抑制，医療従事者の疲弊や不満などから，複雑な倫理的課題が生じるようになってきています。

---

[1]
社会や企業をさまざまなリスクから保護する活動であり，日ごろから正しい行為や最善の行動のあり方を組織構成員に認識させることが第一に重要であるといわれている。

当手術室においても，手術件数の増加や新しい術式の導入などによる看護業務量の増大，スタッフ不足の中，看護スタッフは疲弊し，不満の声も大きくなっていました。また，コミュニケーション不足によるミスや，感情面の対立が起こり，術式や器械のことばかりが話題となる状況もありました。そのような現状に対して，看護スタッフには「仕方ない」「どうしようもないので意識しない」といった，モチベーションの低下が感じられました。

そこで，看護スタッフ33名を対象に「○○したい」「○○が課題」というように，当手術室における課題をKJ法で抽出しました。その結果，「有給休暇がほしい」「時間外業務が多い」という勤務形態に関する意見が多くみられました。一方で，看護の質に関する記述はみられず，看護スタッフのケアの質に関する意識が低いと感じられました。また，当院看護部倫理委員会が実施した調査では，当院において，手術室看護師は，看護師全体と比較して倫理的問題に直面している状況が明らかになりました。

手術室運営は，多くの職種と，手術室を利用する18の診療科のさまざまな価値観のうえに成り立っています。今後も手術件数が増加することが予測され，このままの状況で過密なスケジュールが続くと，スタッフの疲弊度はさらに増し，患者やスタッフの安全が脅かされる事態に直面する危険性がありました。

手術室看護師長として，この危機を乗り越え，1人ひとりの強みを活かし，チームで助け合い，いきいきと働ける職場をつくる必要性を感じていました。そこで，お互いを認め合い，学び合える文化づくりに着手しました。

3　主な取り組み

1　"大切な価値"を明らかにする

　「よい看護をしたい」と思いながらも葛藤を抱え，チームがバラバラにみえる状況をどうしたら変えられるのか。予防倫理の視点を取り入れることで，手術室での看護に対する思いや価値を共有できるのではないかと考えました。

　そこで，まず看護スタッフに予防倫理について紹介しました。そして，看護スタッフの参画と協力を引き出すため，現場の取り組みでジレンマを感じた事例をもとに"私たちはこんな看護がしたい"というテーマで話し合いました。この話し合いの中から，当手術室における"大切な価値"を抽出し，これをめざして行動することの合意を得ました。大切な価値は"この手術室で手術を受ける患者や家族の安心と安全""ハピネス"です。ハピネスの由来は，"手術室で仕事をする1人ひとりが幸せでないと，よい仕事はできない"という考えを，スタッフの1人がハピネスと表現したことによります。

2　"大切な価値"の共有にもとづく実践

　以前はカンファレンスを年に2〜3回しか実施できていませんでしたが，"大切な価値"を共有し，これにもとづく実践を推奨するために，積極的にカンファレンスを行うようにしました。"参加したくなるカンファレンス"という方針をかかげ，そこでは手術看護認定看護師が積極的に話題を提供し，学習を促進しました。師長は，各手術室を回り"大切な価値"にもとづいた実践を拾い上げ，カンファレンスでは当事者に"実践した看護"を語ってもらい，経験を共有することを促しました。そして，"大切な価値"にもとづいた実践と語りに対する感謝の気持ち

を伝えました。また，病棟の師長に患者の術後経過を確認し，手術室での看護が患者にもたらした結果を具体的にフィードバックしていきました。実践した看護の成果をリアルタイムで知ることは，看護スタッフの喜びにつながり，他のスタッフもその実践内容を「教えて」と質問したり，「次は○○を工夫してみよう」と前向きな取り組みが行われるようになりました。

　一方で，「こんなに忙しいのにカンファレンスなんかできない」「何かしたら（カンファレンスで）言われる」という発言も聞かれ，カンファレンスによる負担が大きいのではないか，独りよがりな取り組みになっているのではないかと，気持ちが揺らいだこともありました。そんなとき，係長が話に耳を傾け，一緒に考え，支えてくれました。

　その間にも，看護スタッフは「○○なので，○○しておきました」「○○でよいですよね」と，各自が主体的に"大切な価値"と照らし合わせ，考え，行動するようになっていました。また，他職種も巻き込んで，自らが進んで問題を解決しようという姿勢がみられ始めていました。看護スタッフへのインタビュー結果から，周囲に勇気づけられ，「看護スタッフが支持してくれる」という安心に支えられ，患者・家族の擁護者としての自覚とやりがいを感じていることが明らかになりました。

　このころ，"大切な価値"にもとづく実践を進めるには，"実践の場"をつくる必要があると考えていました。大量出血が予測される手術，複数科が執刀する手術，障害児の出産などの場面で，"大切な価値"にもとづいて，患者・家族の立場にたって思いを聴き，カンファレンスを行い，手術チームの合意のもと，患者・家族の思いに添えるよう準備しました。問題を1つずつクリアしながら手術を終えたとき，患者を取り巻くスタッフから自然に拍手が起こることもありました。看護スタッフが，問題を解決していくプロセスとよい結果を体験することで，"変えることができる"という確信につながっていると感じました。

3　手術看護認定看護師への支援

　当院には，2名の手術看護認定看護師が勤務しています。この強みを活かし，認定看護師とともに手術看護の質保証に向けた課題抽出も行いました。この中で，それぞれが，静脈血栓塞栓症（VTE）予防，手術部位感染予防への取り組みを強化したいと考えていることがわかりました。しかし，以前の取り組みがうまくいかず，「どうしてよいかわからない」「燃え尽きそう」という発言も聞かれました。一方係長からは，「結果を残して，他のスタッフに納得してもらう必要がある」という指摘もありました。

　そこで，まず，VTE予防プロジェクトをつくり活動することを手術室の課題としました。その第一段階として，認定看護師と一緒に企画書を作成して，VTE予防プロジェクトをつくるよう手術室室長，看護部，医師，臨床検査技師らに働きかけました。しかし，「認定看護師にできるの？」というネガティブな意見もあり，プロジェクトの実施を躊躇する気持ちに襲われたこともありました。そのような中，「コストと手間はかかるが，対応できる予防策を実施することは患者の安全のために必要なことだ。僕も協力する」という医師の励ましもあり，実行に移すこととなりました。

　この活動は，職種や診療科の壁を越えて病院全体に広がり，どの職種でも直接プロジェクトへ相談できることになりました。また，検査部からは夜間の検査項目拡大の提案があり，より確実な診断・早期治療が可能となりました。さらに，認定看護師は手術室から病棟にも活動の場を広げていきました。

4 結果

　7か月にわたるこのプロジェクトで，看護スタッフは"大切な価値"を活用しながら，手術チームで話し合い，そのプロセスと結果から学び，カンファレンスで学びを共有しました。それは，次のような効果をもたらしました。

1 安全性と質の向上

　前年度と比較して，インシデント報告件数は5.4件/月減少しました（t＝1.77有意差なし）。インシデントレベルの分類では，レベル0「患者には実施されなかった」とレベル1「患者への実害はなかった」の割合の合計が約10％増加しており，安全性が向上しているといえます

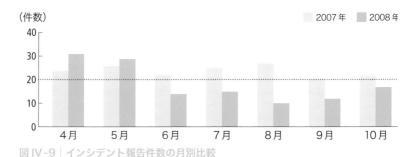

図Ⅳ-9│インシデント報告件数の月別比較

図Ⅳ-10│インシデントレベルの分類の比較

（図 IV-9，10）。

　また，プロジェクト終了後のインタビューでは，看護スタッフから「課題に対する解決策がわかった」「今まではしかたがないとあきらめていたことも表現している」「大きな問題になりそうなことを未然に防ぐことができた」などの声が聞かれ，対象者 15 名全員が，前年度と比較し手術看護の質の向上を実感していました。また，手術室室長からは「問題を共有している。麻酔科医とのコミュニケーションが進み，改善した」といった，看護の質の向上に対する評価もありました。

2　業務の効率化

　前年度と比較して，手術件数に有意差はありませんが，係長 1 名の欠員や常勤看護師の減少という状況の中で，時間外勤務時間は平均 8.6 時間/月減少しており（t＝5.88，p＜0.01），コスト換算すると看護師のみで約 300 万円の超過勤務手当の減少となっています（図 IV-11，12）。時間外勤務時間の減少は，手術にかかわるスタッフの身体的・精神的負担の軽減に貢献しています。また，手術室が効率的に稼働することは，手術のために待機している患者やその家族の負担を軽減し，術後管理を行う病棟への効果にもつながり，手術にかかわる全職種，関連病棟への影響の大きさが推測できます。

3　看護スタッフの満足感

　プロジェクト終了後の看護スタッフに対するインタビューでは，「看護の気持ちが高まってきた」「知識が共有されている」「安全と効率のバランスがとれてきた」「ワクワクする」といった，ポジティブな意見が聞かれました。

　認定看護師からは，「周囲から受け入れてもらった」「自身の思いがかたちになる」といったやりがいや達成感を感じさせる発言が聞かれまし

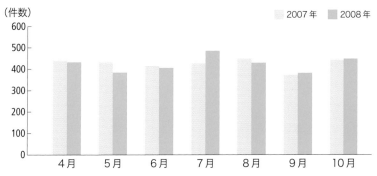

図 IV-11 | 手術件数の月別比較

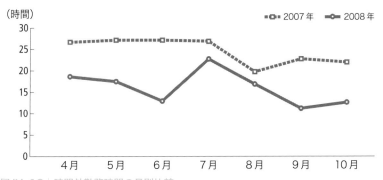

図 IV-12 | 時間外勤務時間の月別比較

た。周囲の看護スタッフも，認定看護師の活動を認め，信頼を高めていると感じられました。

5　ポジティブな価値共有の成果

1　"大切な価値"を共有する意義

　"大切な価値"の共有にもとづく実践は，コミュニケーション不足によるミスや術前のアセスメント不足の減少，看護スタッフの安心や満足

感につながっています。当手術室において"大切な価値"は，判断基準であり，チームで共有するコミュニケーションツールとなっています。自分たちで決めた目標，"ハピネス"というようなやる気の出るフレーズで"大切な価値"を表現し，共有することも重要だと思います。

"大切な価値"を共有し，お互いを認め学び合える手術看護の質保証のしくみづくりの結果，安全性の向上，効率化の促進，看護スタッフの安心や満足感の向上がみられました。これは，

① "大切な価値"にもとづく実践や判断基準を共有することで，自律的によりよい臨床判断を導き出すことができた

② 適切な手術準備により術中のトラブルを予防し，スムーズな手術の実施と看護スタッフの安心感につながった

③ ①，②の結果，患者の安全性が高まった

④ ①〜③のプロセスを通して，効率的な手術運営につながり，スタッフの安心とゆとりが生まれ，結果的にさらに安全性が高まった

という，正の相乗効果を生み出していると考えます（図 IV-13）。安全と効率は，ともすれば両立できないと考えられがちです。しかし，ポジティブな価値を共有することで，主体的なやる気が引き出され，それをもとによいサイクルができあがり，大きな成果につながると考えています。

６　まとめ

このプロジェクトを通して，「ポジティブな価値を共有することがこんなに職場を変えるのか！」という驚きを経験しました。この体験は，その後の看護管理者としての実践を勇気づけてくれるものとなりまし

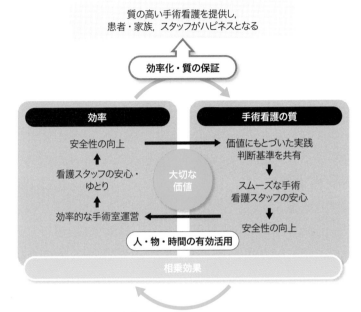

図IV-13｜安全と効率の相乗効果

た。質のよいケアの提供は，患者・家族に貢献するだけでなく，スタッフの満足感を高め，成長を促し，スタッフをいきいきさせることにつながります。プロジェクトを始める前は，多様な価値観の中で，チームメンバーがバラバラに思えることもありました。しかし，"大切な価値"が1人ひとりをつなぐ接着剤の役割を果たし，チームが一丸となって取り組むことで，大きな成果を得られたと考えます。

振り返り，
伝えたいメッセージ

　初版の発行から数年経ち，当時の取り組みの中で特に苦労した課題とそれをどのように乗り越えたか，また今だからこそ伝えられる看護管理者に向けてのメッセージをまとめました。

課題と解決策

課題 1：新人手術室看護師長としての困惑

　当時の現場は，手術件数の増加や新しい術式の導入などによる看護業務の増大，およびそれに伴う看護スタッフの疲労や不満の高まり，経営上の問題など，対応しなければならない多くの課題に直面していました。新人手術室看護師の筆者は，「手術のことがわからなくてスタッフに受け入れてもらえるだろうか？　患者とスタッフのために何ができるだろうか？」と思い悩んでいました。

課題 1 に対する解決策❶
看護スタッフと積極的にかかわり，解決すべき問題を見出す

　そこで，SOS があればまず現場へ行くことや，毎日各手術室を回りスタッフの仕事を学び，話を聴くことを心がけました。その中で，手術チームの「患者さんを助けたい」という思いや，ベテラン看護師の真摯に手術に向かう姿，新人手術室看護師の一生懸命さに何度も感動しました。一方，看護スタッフのモチベーションの低下や，「よい看護をしたい」と思いながらも葛藤を抱えて能力を活かせていないと感じることも

あり，倫理的問題を解決できていないことがその原因ではないかと考えました。

課題 1 に対する解決策❷
"大切な価値"にもとづく実践を行い，その成果を共有する

　師長として，看護スタッフを一番困らせている倫理的問題に取り組み，看護スタッフには「現状を変えることができる」と実感してほしいと考えました。

　そこで，「予防倫理」の視点を取り入れ，カンファレンスを活用して大切な価値を抽出し，それを繰り返し伝え，リーダーとして誠実にブレのない実践を意識しました。また，患者の術後経過を伝え，実践した看護の成果をフィードバックし，手術看護の価値を再認識できるようにしました。

　プロジェクト終了後のインタビューでは，看護スタッフは自身の実践や思いを熱く語ってくれました。1人ひとりの語りを聴き，看護スタッフの成長に目を見張り，感動しました。そして，これまでの取り組みを通じて看護スタッフから信頼を得ることができ，新人手術室看護師長としての居場所ができたと感じました。

課題 2：静脈血栓塞栓症予防プロジェクトを実施するうえでの不安

　当院の強みである 2 名の手術看護認定看護師は，それぞれが，静脈血栓塞栓症（VTE）予防，手術部位感染予防への取り組みを強化したいと考えていましたが，活動の糸口がつかめない状況でした。筆者は，自身の強みを活かして手術室と病棟をつなぎ，手術看護認定看護師の活動の場を広げる支援をしようと考えていました。

　しかし，「認定看護師にできるのか？」というネガティブな意見もあ

り，「時間や労力に見合う成果を出せるだろうか？　新人手術室看護師
である師長の話を他職種が聞いてくれるだろうか？　支援するためのプ
ロジェクトが手術看護認定看護師を苦しめる結果になるのではない
か？」と不安に襲われました。

課題 2 に対する解決策❶
多くの人に粘り強く働きかけ，協力者をみつける

　筆者が，文献を読んだり，関係者の意見を聞いたり，他院の状況を調
べたりして VTE 予防プロジェクト実施の可否を検討していたとき，医
師が「患者の安全のために必要なことだ。僕も協力する」と励まし，背
中を押してくれました。それにより，本プロジェクトは，私たちの大切
な価値を体現する課題になると確信でき，実行に移すことができました。

課題 2 に対する解決策❷
丁寧に準備し，実践の場を整える

　筆者は，手術看護認定看護師が PDCA サイクルを学べるように一緒
に企画書をつくり，プロジェクトリーダーと話し合いを重ね，活動方針
とゴールの合意を得ました。そして，病院幹部の了解を得て機器の整備
計画を立て，アセスメントシートは簡便なものとするなどし，現場が実
践しやすいように準備を行いました。

　手術室運営委員会において，作成した VTE 予防ガイドラインの説明
と審議を行い，また全職員を対象に説明会を実施し，そこで出された意
見をもとに修正しました。

　プロジェクトを進めるうちに，意見や質問が出されるようになり，関
心をもってもらったという手応えを感じました。また，手術看護認定看
護師のいきいきと活動に取り組む姿から，筆者も不安が軽減していきま
した。

看護管理者に向けてのメッセージ

1. 看護の質と効率の両立は実現することができる

　大切な価値を共有し，これにもとづく実践を行えば，看護の質と効率は相反するのではなく，相互に影響し合ってよいサイクルができあがり，ポジティブな成果を生むことをプロジェクトから学びました。このプロジェクトの後，整形外科・リウマチ科病棟においても，大切な価値を共有した質保証のしくみづくりに取り組みました。同病棟は60床の急性期病棟で高齢認知症患者が多く，看護スタッフは質の高いケアを提供しようとしても十分な対応ができないという葛藤を抱いていました。取り組みの結果，転倒率の低下などの臨床指標の改善，時間外勤務時間の減少という成果を得ることができたことから，多くの病棟において再現性があると考えています。

　現在は，継続教育の領域において，教育理念の見直しと共有をはかり，看護の質と効率の両立に向けた取り組みを模索しています。

2. リーダーとして

　以前，看護スタッフは倫理的問題について「言っても仕方ない」と発言していましたが，取り組みを進めていく中で，遭遇した倫理的問題をカンファレンスにおいて表現するようになり，師長に報告するようになりました。その後，時には医師に対しても「その行為は倫理的に問題です。やめてください」と言ってやめてもらうなど，その場で適確に対応するようになりました。

　このような成長のプロセスを，看護スタッフとともに歩めたことは，

看護管理者として大きな喜びであり，貴重な体験でした。この体験は筆者の看護管理者としてのコアとなり，看護管理の可能性をより信じることができるようになった出来事の1つです。

　看護管理は，管理者が価値やビジョンを明確につくり上げ，スタッフ1人ひとりの思いを織り込んで，看護の可能性を広げていくことと考えています。医療現場は，今後さまざまな困難を乗り越えていかなければいけません。そのためには，スタッフ1人ひとりの能力を最大限に引き出し，チームの力を高めていくことが重要と考えています。

POSITIVE
MANAGEMENT

事例 **4**

看護師-看護補助者のチーム形成
―看護補助者の支援と活用

入江昭子 帝京大学ちば総合医療センター・教育師長（プロジェクト当時）
現　同センター・看護部長

1　目的

　保健・医療・福祉サービスの提供システムが激変し，看護職に求められる役割の拡大や雇用状況の変化がみられています。すでに1996年には『看護補助者の業務範囲とその教育等に関する検討報告書』[1] において，看護婦と看護補助者がチームを組むことにより良質な看護サービスを効率的に提供できることが述べられ，チーム形成を運営する能力が看護管理者に要求されていました。そこで，看護管理者が患者に最も身近な存在で多様な役割を担っている看護補助者を適切に支援し，サービスを向上させることをめざしました。

2　背景と現状分析

　当時，当施設は，病床数517床，診療科数19科，7対1入院基本料，看護職員約400名の大学病院で，このうち看護補助者は48名でした。

1　看護補助者の雇用形態と離職問題

　看護補助者は，看護補助の経験をもつ正規雇用職員，多様な職業背景をもつ委託看護補助者，看護師国家試験受験資格をもちながら，看護師

免許をもたない非常勤看護補助者の3タイプに類別できました。平均年齢は48歳で，看護補助者の63％は50歳以上の正規雇用職員でした。また，全体の70％は業務経験が13年以上でした。一方，30％は経験3年未満の看護補助者で，委託看護補助者と非常勤看護補助者でした。

　当時，看護補助者の離職率は高く，特に委託看護補助者の定着率は低い傾向にありました。看護補助者の高齢化に伴う定年退職者の増加や健康管理上の問題，また委託看護補助者の離職は，当施設の適切なサービスの継続性や安定性に影響を及ぼしていました。

2　看護補助者の離職理由

　就業状況や離職原因を知るため，正規雇用職員の看護補助者に限定した面接を行いました。その結果，委託看護補助者を迎えたことが，離職や職場での人間関係に多大な影響を及ぼしたことが推測されました。

a　身分保障，職場評価，接遇面での不満の声

　1つは，業務委託労働者の雇用により看護補助者はすべて委託業務へ変更になるのではないか，という身分保証への不安でした。また，長い経験から身につけた看護補助者の知識や技術への評価を願う気持ちも明らかとなりました。

　さらに，委託看護補助者は，入職前に委託会社から給与・待遇面で相違があることを知らされていましたが，これが実際の業務の中での不満のきっかけとなり，他の職員と協働がはかれず，離職する傾向が強いことも派遣リーダーから報告されました。

b　精神的・教育的支援の不十分さ

　これらは，看護補助者に対する精神的・教育的支援を十分に行ってこ

なかった結果とも考えられました。看護補助者は，患者・家族はもちろんのこと，看護師をはじめとした多くの職種とかかわりながら業務を行っています。しかし，専門職と比較して権限は少なく，心身ともに負担の大きい業務でありながら，その支援体制は整っていませんでした。

そのため，業者に管理を一任してきた看護補助者に対しても，組織におけるサービスの質の向上に向けて，当施設に勤務する期間，適切な職務を果たせるようにするために教育や支援を行う必要がありました。

③ 取り組みの内容

そこで，看護補助者に対して，①活用システムの確立，②能力の向上，③看護管理者による個別支援，を目標にプロジェクトを立ち上げ，取り組みを実施しました（表Ⅳ-6）。プロジェクト・チームは，教育師長であった筆者をリーダーとし，看護師長15名，事務職員2名，委託業社のリーダー1名で構成し，対象者は看護補助者48名でした。

プロジェクト計画立案直後の2007年12月には，厚生労働省から，医療上の判断が必要でない業務について事務員や看護補助者の積極的な活用をはかり，専門性の高い業務に医療関係職を集中させることが望ましいとの通知が出されました[2]。このため，専門的知識や判断を必要としない業務を明確にし，それらの業務に看護補助者を活用すべく，プロジェクト内容に修正を加えました。

1　看護補助者の活用システムを確立する

看護補助者の業務内容や役割を明確にするために，"出来事メモ"を書いてもらい，これをサービス手順を作成する際に活用したりしました。

この"出来事メモ"は，企業で実施される"お客様の声"と同様に，

表 IV-6│プロジェクトタイムスケジュール

目標	月 2008年	4月	5月	6月	7月	8月	9月	10月	11月	12月
目標① 活用システム確立		出来事メモの開始・看護補助者会議開催								
		3月 勤務心得作成								
		4月 勤務心得活用								
		4月 出来事メモ開始								
			5月 合同会議 その後，業務別看護補助者会議の実施							
				6月 サービス手順完成						
				▶変更：『看護補助者業務マニュアル』へ						
目標② 能力向上		看護補助者研修会の開催								
		4月 理念の周知			7月 安全		9月 感染			
		4月 サービスマインド・マナー				8月 追加：BLS				
			5月 情報					10月 移動と移送		
目標③ 個別支援		目標管理・ありがとうカード，ニューズレターの発行								
		3月 職務満足度調査					9月 ラダー中間目標面接と評価			
		3月 プロジェクト説明と同意					9月 職務満足度調査			
		4月 目標面接						10月 離職率調査		
		4月 看護師長研修会								
		4月 ありがとうカード発行開始 / 毎月 ▶変更：カードデザイン「あかいくま」へ								
		4月 追加：ニューズレター発行・掲示開始 / 毎月								

患者や医療者の発言と，そのときの感情を看護補助者自身がメモに書き留めたものです。これが患者の声を代弁するものとなりながら，看護補助者の業務の実態を知る手段となりました。また，"出来事メモ"を個人的な出来事として処理するのではなく，生の情報として毎月の看護補助者会議で共有し，看護管理者がサービス手順を作成する際に活用しました。

しかし，サービス手順の作成へ向けてプロジェクトを進めていく中で，「自分たちで使うものは自分たちでつくりたい」という看護補助者の要望を受け，看護補助者自らが『看護補助者業務マニュアル』を作成することに変更しました。当初，それに不安がなかったわけではありま

せん。しかし，自立した看護補助者を望むという基本方針に則って，即座にプロジェクトのプロセスを変更しました。

2　看護補助者研修会を開催する

『看護補助者の業務範囲とその教育等に関する検討報告書』[1] をもとに，必要な教育を集合研修会で実施しました。テーマは，①理念の周知，②医療サービスにおけるサービスマインドと接遇マナー，③コミュニケーションスキル，情報活用として報告・説明・連絡・相談の重要性と守秘義務，④看護補助者の患者にかかわる日常生活援助技術，⑤安全対策，⑥感染防止，⑦一次救命処置（BLS），の7つです。

3　看護管理者が看護補助者を個別に支援する

看護管理者は，目標管理を通した支援だけでなく，日常業務の中での活動を認め，常に気にかけているというメッセージを発し，看護補助者が支援されていると感じられるよう意識しました。

その1つとして，日常のあいさつや，"助手さん""クラークさん"と職業名で呼称するのではなく，名字で呼びかけ，看護補助者をチームの一員として尊重していることを表明しました。

また，"ありがとうカード"を利用して日々の感謝をあらわすことで，個人的貢献を明らかにし，看護補助者が誇りや満足感を得られるような働きかけを心がけました。そして，これらの支援活動を掲載したニューズレターを発行し，掲示しました。

4 結果

1 "出来事メモ" から生まれた看護補助者の自主的活動

a 情報共有と人間関係の構築

看護補助者の役割を明確化したことで，看護管理者，看護補助者の両者が積極的かつ自主的に協力し，看護補助者業務にかかわるわずかな事柄も情報を交換し合うようになりました。また，"出来事メモ" と看護補助者会議により，内在していた看護補助者の問題が明らかになりました。さらに，これらの問題や協働に必要な事柄についても，互いにアイデアを出し合うようになるほど，密接な関係性が生まれました。

また，看護管理者とのやりとりを通して看護補助者は出来事と事故の区別がつくようになり，以前は提出されなかったインシデント・アクシデントレポートが提出されるまでになりました。

b 業務改善

"出来事メモ" がきっかけとなり，『看護補助者業務マニュアル』の作成についても，業務上の評価を看護補助者会議で検討するようになりました。その結果，安全の視点や効率化について話し合う機会が生まれました。

例えば，シーツ交換は，病棟により交換日，かかわる人数が異なっていました。しかし，"出来事メモ" による「シーツ交換は2人組で行うことで迅速性が高まる」との気づきから，時間と応援人員を決め，効率的に業務を行うようになりました。

さらに，「使用頻度が低く，使用期限切れになった医療材料を材料室へ返却している」という報告から，部署全体の材料の定数の見直しなどが行われ，看護補助者の業務に定期的な医療材料管理が加わりました。

この他にも、"出来事メモ"からさまざまな業務上の課題が明らかになり、検討されていきました。

c　自分の思い・発言が「かたち」になる達成感

このように、看護補助者は自分たちの発言から物事がよい方向へと変化していく経験を積み、自分で考え、問題を解決する喜びや達成感だけでなく、仲間と協力し、患者や職員に感謝される喜びも感じることができたのではないでしょうか。そしてこれらのポジティブな感情がバネとなって、看護補助者業務における連携や協働への意識と行動変容につながり、帰属意識が高まったと考えられます。また、看護補助者自身による業務マニュアルも完成することができ、看護補助者の主体性を養うことができた証となりました。

2　研修会後の実践行動の変化

このプロジェクト中、看護補助者の教育を目的として7つのテーマで研修会を行いました（**表IV-6**）。この研修会に対する看護補助者の満足度は**表IV-7**に示した通りです。看護補助者からは「これからも頑張ります」「このような研修会をしてもらってありがとうございます」といった感謝や意欲的な言葉が聞かれました。

しかし、研修会の成果が明らかにサービス向上につながったとはすぐには評価できませんでした。ただし、接遇対応については、看護補助者の「笑顔での対応」や「気持ちのよいあいさつ」などに対して感謝を伝える"ありがとうカード"が多く依頼されていました。同時に、プロジェクトメンバーからの「接遇対応がよくなった」という報告もありました。また、看護部業務委員会が行う、あいさつが素晴らしい職員に贈られる"あいさつ大使"賞に3名の看護補助者が選ばれました。

一方、看護補助者の呼称について調査したところ、看護職全員が職業

表 IV-7 | 看護補助者研修会満足度調査 (%)

		理念 (n=36)	マナー (n=37)	情報 (n=36)	安全 (n=34)	BLS (n=34)	感染 (n=35)	実技 (n=19)
満足度	直後	79.2	86.7	82.0	81.9	85.0	87.0	89.5
	1か月後	92.0	92.0	73.3	76.0	68.0	92.3	100
	3か月後	85.0	85.7	86.3	92.8	100	78.5	100

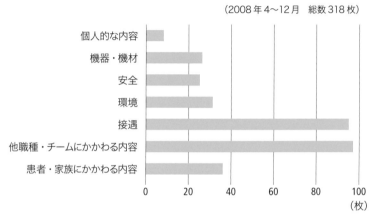

（2008年4〜12月　総数318枚）

図 IV-14 | "ありがとうカード"の発行枚数と発行内容

名で呼びかけることを止め，固有名詞で呼んでいると回答しました。これは，看護職以外の多職種にも波及しました。

3　"ありがとうカード"による効果

a　"ありがとうカード"の発行内容と分類

　看護補助者の貢献に対する感謝の気持ちを「かたち」にした"ありがとうカード"の発行により，肯定的なフィードバックを行いました。このプロジェクト期間中，看護補助者に渡された"ありがとうカード"は318枚にのぼり，**図IV-14** に示した直接的にサービスにかかわる項目が，その約90％を占めました。このことから患者サービスにおける看

表 IV-8 | 看護管理者・看護補助者アンケート分析にみられる
"ありがとうカード"発行後の看護補助者の変化

ありがとうカードから 看護補助者が感じた内容	看護管理者からみた 看護補助者の変化
前向きになれる	前向きになった
励みになる やる気になれる	積極的になった 業務の提案をするようになった
笑顔になれる	表情が変わった
認めてもらっている	自主的になった
誰かが見ていてくれる	見守っていることを伝えるツールとして効果的 変わったと思うが「これ」という決め手がない

護補助者の存在の意義は大きいと考えられました。

b "ありがとうカード"を受け取った看護補助者の変化と評価

"ありがとうカード"を受け取った看護補助者の表情は明るく晴ればれとしていて，それらを病棟の壁に貼ったり，ファイルやケース状の名札の裏に入れたりして保存をしていました。変化の内容は表IV-8の通りです。この変化から，何気なく過ごしてしまうと当たり前であると感じることも，"見える化"することでさらに感動を呼び，それを分かち合う喜びの中で楽しく仕事をするようになり，効果的な支援であったといえます。

c "ありがとうカード"の波及効果と"あかいくまカード"の誕生

一緒に働く人に関心を向けることで，さまざまなことに気づきます。そして，その気づきが発展し，"ありがとうカード"を看護補助者だけでなく他の職員へも発行するようになりました。さらに，新人看護職員教育への取り組みにも活用することになり，教育委員会が"あかいくまカード"を作成し，新人看護師に応援メッセージ（図IV-15）を伝えて

_____さん

ありがとう

Thank you

いつも心にあかいくま

あ：あきらめない・あせらない
か：考え込まない・がんばりすぎない
い：イライラしない・いじけない
く：くやまない・くらべない・くじけない
ま：負けない・学びのチャンス

図 IV-15 | "ありがとうカード"と"あかいくまカード"

いこうという取り組みが生まれました。

　その後，新人看護師だけでなく，看護部でも活用することになり，これまで個々が手づくりして配っていた"ありがとうカード"に，"あかいくま"のイラストと応援メッセージがつけられました。

　このように，看護補助者の"ありがとうカード"はその枠を超え，感謝と応援の言葉が込められた"あかいくまカード"が誕生しました。また，プロジェクトの活動は，他の委員会に波及して協働が行われるようになり，"あかいくま"が看護部のシンボルとなるまでに発展しました。

4　ニューズレターによる多職種との相互支援への発展

　ニューズレターをナースステーションなどに掲示したことで，この取り組みが広く周知され，他の看護師や多職種の目にもとまるようになりました。その結果，認定看護師からの提案で，BLS が看護補助者研修会に加わりました。プロジェクトの一環として作成したニューズレターは，他の職員に影響を与え，相互支援の強化へと発展したと考えます。

5　看護補助者の職務満足度の変化

　看護補助者の職務満足度について，ハーツバーグの二要因説を参考に，独自に質問紙を作成し，プロジェクトの前後で調査しました。表 IV-9 に示すように，看護補助者の満足度平均値は上昇していました。

表 IV-9 | プロジェクト実施前後における看護補助者の職務満足度の比較

質問項目		実施前	実施後
仕事への達成感がある		3.52	3.78
仕事に満足している		3.39	3.77
能力に伴う処遇を受けている		3.10	3.45
給与に満足している		3.12	3.25
この病院で働き続けたい		4.00	4.20
この病院をすすめたい		3.36	3.42
良好な対人関係：医師		3.28	3.34
	師長	3.71	4.09
	看護師	3.58	3.88
	助手	3.95	3.93
	クラーク	3.76	4.04
ケアへの楽しみを感じている		3.60	4.04
よいサービスを提供している		3.87	4.13
		46.24/65(点)	49.32/65(点)

　これを反映するように，"仕事をする理由"が，プロジェクト開始前の，"生活や経済的理由"から"やりがい"や"経験を活かしたい"へと変化していました。

　プロジェクトメンバーが看護補助者を積極的に支援し，期待していることを表現したことで，信頼関係が築き上げられ，また看護補助者が仕事に誇りや興味をもち，チームの一員であるという実感が増したことが，この結果につながったと考えます。また，他職種が看護補助者を尊重したことで，看護補助者が備えていた力を任せられた責任の範囲で十二分に発揮し，仕事の価値や方向性を見出したことがやりがいに結びついたのだと考えられます。

5 まとめ

　患者にとっての医療提供組織に対する印象は，専門性や職種にかかわらず，最初に出会う職員から受ける印象で決まります。つまり，最初の場面が最も大切であり，人間同士のふれあいが果たす役割が大きな意味をもちます。看護補助者は，他の職種と比較しても患者にかかわりをもつことが多く，常に患者から大切な情報を得やすい立場にいます。すなわち，組織にとって重要な情報を収集し報告するという大変重要な役割を担っているのです。そこのことを看護管理者はもちろん，看護補助者自身が認識し，必要な情報を看護管理者に報告できること，また，その情報の活用を双方が行えるようなしくみが，サービスの質の向上には不可欠です。

　看護師，看護補助者のチーム形成においては，一緒に働く人に関心をもち，ともに感動や充実感を分かち合えるように看護管理者が支援することで，メンバーの力を自主的に発揮させることができると考えます。そして，それぞれが自分の仕事に誇りをもち，また喜びを感じることができるよう支援していくことこそ，サービスの質を高めていく決め手になるといえるでしょう。

振り返り，
伝えたいメッセージ

初版の発行から数年経ち，当時の取り組みの中で特に苦労した課題とそれをどのように乗り越えたか，また今だからこそ伝えられる看護管理者に向けてのメッセージをまとめました。

課題と解決策

課題：取り組みへの賛同をなかなか得ることができない

当初，看護補助者の課題に取り組むことへの理解を求めても，すべての人から賛同を得られていたわけではありません。

看護界は，入院基本料7対1の看護配置で躍起になっており，看護師の人員確保や定着に向けての取り組みのほうに意識が向いている状況でした。

このプロジェクトの準備を進めようとする一方で，「なぜ看護補助者のことなのか？」と口にするスタッフも多く，不思議に思っている様子でした。教育師長兼任という立場でもあったことからか，「看護師の人員確保や定着の課題のほうは？」「新人看護師への教育のほうはどうするのか？」「実習に携わる臨床指導者への支援にも目を向けなくてよいのか？」などの発言が多く聞かれ，理解を示してくれる人は多くありませんでした。

そのため，自分の考えが何か異質なものとしてとらえられ，間違ったことを正されるようなアドバイスを受けることもあり，自信をなくしそうなこともあったことを覚えています。

信念をもち続けて行動し，後押しをしてくれる人や資料を見つける

　それでも，当時の自施設において取り組むべき重要課題が「看護補助者と，看護師をはじめとした多くの職種との協働を看護管理者としてどのように実現していくか」という思いに変わりはありませんでした。

　今から考えてみると，「よし，この課題に取り組むぞ」と熱い思いにかられたのは，人を大切にするという信念と，準備段階からずっと指導を通して力を与えてくれた手島恵先生をはじめとする教員，同期の院生の存在があったからだと思います。

　プロジェクトの立ち上げ準備では，何度も自施設での「自身の役割」を考え，「現状を知る」ことに時間をかけました。それにより，さまざまなものの見方やとらえ方をすることができるようになったと考えています。

　しかし，異質なことをしているのではないかという迷いがまったくなくなったわけではありませんでした。

　そのような中，プロジェクトを継続するうえで後押しとなったのは，2007（平成 19）年度の厚生労働省医政局長の「医師及び医療関係職と事務職員等との間等での役割分担の推進について」の通知と，計画に賛同し，同じ目標に向かっていこうとするプロジェクトメンバーの看護管理者たちの存在でした。

　メンバーとともに，柔軟に計画の修正や変更，追加を行い，進めていくことで，「❹結果」で述べたような成果を生むことができたと思っています。今でもメンバーや看護補助者 1 人ひとりに感謝しています。

　プロジェクトを通じて，気にかけることや，声をかけることで物事をしっかりと知っていくことの大切さを身にしみて感じました。また，相手の立場から考えることや一緒に考えてみること，互いの価値観を認め合うこと，そして楽しみ・喜びを分かち合うことの大切さも知れました。

看護管理者に向けてのメッセージ

1. 許す心をもつこと

　何気ない会話からであったと思います。大学院時代，昼食を手島先生と一緒にしていたときに，先生が「許す心って大切よね」とおっしゃり，その言葉が心に留まりました。

　いつも「こうあるべき」とか「〜すべき」にとらわれていた当時，しばらくこの「許す心」について考えていました。苦しい中で看護管理をしていたのだと思います。

　許す心について思案を巡らす中で，相手も自分も許すということの大切さに気づき，とても楽になっていきました。許す心は，勇気やチャレンジする力，変化・進化していくことにつながっているような気がします。

　あれから十数年，許す心をもって笑顔で楽しく看護管理を行うことを心がけています。今となっては，あのときの会話の内容はまったく覚えていませんが，不思議なことに許す心は，私の看護管理の姿勢やあり方に大きく影響を与えていると思います。

文献
1) 日本看護協会業務委員会：看護補助者の業務範囲とその教育等に関する検討報告書. 日本看護協会, 1996
2) 厚生労働省：医師及び医療関係職と事務職員等との間等で役割分担の推進について（医政発第1228001号）. 厚生労働省, 2007
http://www.hospital.or.jp/pdf/15_20071228_01.pdf（2018年9月1日確認）
3) 株式会社テクノコミュニケーションズ：新人看護師ソク戦力プログラム. ナースコール, 2008

POSITIVE
MANAGEMENT

事例5

自分たちの"お宝"を見つけることが組織を動かす！

大林由美子　日本赤十字社事務局看護部看護管理・教務課看護係長(プロジェクト当時)
現　山口赤十字病院・看護部長

1　目的

　患者・家族が安心して療養生活を送るために，ネットワーク委員[1]（以下，委員）が，自部署の強みや退院支援の成功要因を活かして療養支援に取り組み，地域中核病院の療養支援活動を推進することをめざしました。

2　背景

　対象施設では，高齢者の入院が増加しており，DPC（診断群分類包括評価）対象病院であるものの，DPCⅢ期を超えるケースが常時1割以上を占め，入院早期から退院後の生活を視野に入れた支援が遅れがちでした。さまざまな背景をもつ患者・家族が地域で安心して療養生活を送るためには，そのような支援の強化が必要であると考えました。

1
対象施設で療養支援の推進役として位置づけられている，継続看護ネットワーク委員会の委員。

ポジティブ・デビアンスとは

・"実用的な例外"　"参考にすべき逸脱者"
・行動や考え方の修正が求められるときに適用
・主体は実践者

	共通点	相違点
ポジティブ・デビアンス	成功事例を刺激に他のメンバーの学習を促す	実践者自身が自らの周辺に参考にすべき逸脱を発見⇒ 主体は内部
ベストプラクティスベンチマーキング		外部からの持ち込み実践者の創造性がはぐくみにくい⇒ 主体は外部

図IV-16｜ポジティブ・デビアンスの特徴

③ 取り組みの内容

　まず，当時，7対1入院基本料を算定している一般病棟からモニター病棟（以下，部署）を5つ設けました。そして，部署の療養支援活動の推進力となる委員が中心となり，所属部署の"ポジティブ・デビアンス[2]"の発見に取り組み，それらを活かしたアクションプランの立案と実践に取り組みました。これは，自分たちの秀でた取り組みに注目し，将来のあるべき姿を想像しつつ，それに向かって強みを伸ばしていく，未来志向のアプローチです（**図IV-16**）。問題解決技法として，一般に"問題"に焦点を当て，その解決に取り組むことはよく知られています。しかし，退院支援を要する状況は複雑かつ多様であり，問題に焦点を当てるよりも，成功事例の分析と共有というポジティブ・デビアンス

2
実用的な例外，参考にすべき逸脱者という意味で用いられている。ポジティブ・デビアンスのアプローチは，世界で解決困難と思われている社会問題の解決事例から導かれたもので，ビジネス界での活用が広がりつつある〔詳細は，文献1，2）を参照〕。

がより高い効果を上げるものと考え，この手法を用いることにしました。他施設の好事例を取り入れるベストプラクティスではなく，自分たちのよいところや退院支援の成功要因を掘り起こして分析し，それを組織全体に浸透させる活動です。

1　ポジティブ・デビアンスの発見に向けた準備

ポジティブ・デビアンスの概念の理解を促し，また，各部署での取り組みのヒントとして活用するために，手引書を作成しました。ポジティブ・デビアンスはカタカナ言葉であり，日常ではなじみがないため，部署の"強み"や"成功事例"を"宝"と表現し，手引きの名称を"お宝発見の手引き"と命名しました。内容はプロジェクト計画と，自部署の強みや，療養支援上の成功事例を発見し，組織分析を行っていく過程を，「他部署に自慢ができる自部署のお宝発見！」と題し，ポジティブ・アプローチの原則[3]を参考に解説を加えました。

2　ポジティブ・デビアンスの発見から実践へ

"ポジティブ・デビアンスの発見"は，プロジェクト開始後，翌月に開催されるネットワーク委員会（以下，委員会）までに整理することにしました。療養支援の核となる委員は，部署の看護師長・係長などと協働し，自部署の組織分析を進めました。ポジティブ・デビアンスの本来の言葉の意味から，"お宝"を"実用的な例外"としてとらえ，成功事例を他のメンバーに学習してもらうよう取り組みました。

委員はモニター部署の看護師長・係長，そしてスタッフとともに部署会議などを利用し，ディスカッションやインタビューなどによって"強み""成功事例"の掘り起こしと分析に取り組み，それらを"お宝発見関連図"（以下，関連図）に整理していきました（図IV-17）。それぞれの部署が"強み"を明らかにし，部署での重点目標をもとに特長を活か

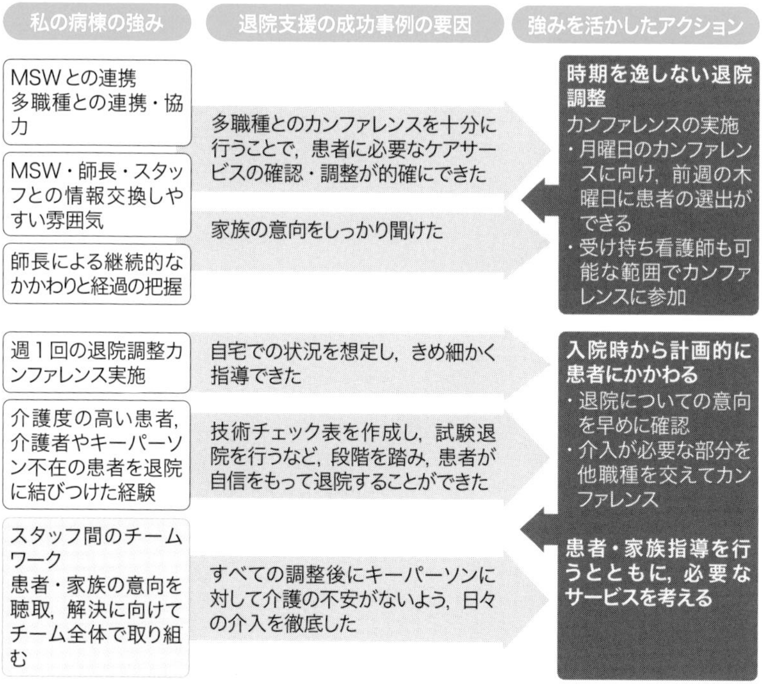

私の病棟の強み	退院支援の成功事例の要因	強みを活かしたアクション
MSWとの連携 多職種との連携・協力	多職種とのカンファレンスを十分に行うことで，患者に必要なケアサービスの確認・調整が的確にできた	**時期を逸しない退院調整** カンファレンスの実施 ・月曜日のカンファレンスに向け，前週の木曜日に患者の選出ができる ・受け持ち看護師も可能な範囲でカンファレンスに参加
MSW・師長・スタッフとの情報交換しやすい雰囲気		
師長による継続的なかかわりと経過の把握	家族の意向をしっかり聞けた	
週1回の退院調整カンファレンス実施	自宅での状況を想定し，きめ細かく指導できた	**入院時から計画的に患者にかかわる** ・退院についての意向を早めに確認 ・介入が必要な部分を他職種を交えてカンファレンス
介護度の高い患者，介護者やキーパーソン不在の患者を退院に結びつけた経験	技術チェック表を作成し，試験退院を行うなど，段階を踏み，患者が自信をもって退院することができた	
スタッフ間のチームワーク 患者・家族の意向を聴取，解決に向けてチーム全体で取り組む	すべての調整後にキーパーソンに対して介護の不安がないよう，日々の介入を徹底した	**患者・家族指導を行うとともに，必要なサービスを考える**

＊□□□□部分は，実践経過の中で追加された内容

図IV-17｜E病棟におけるお宝発見関連図

してアクションプランを立案しました。自部署の強み，退院支援の成功事例とその要因，アクションプランについて段階ごとに共有し，実践につなげました。

3　ポジティブ・デビアンスの共有

"成功事例を検討することで療養支援における当院のポジティブ・デビアンスを共有し，自部署の療養支援に活かす" ことを目的に，事例検討および共有の機会を設けました。各部署の関連図の発表と共有は委員会の中で行いました。部署ごとの関連図は，一連にまとめて可視化し，

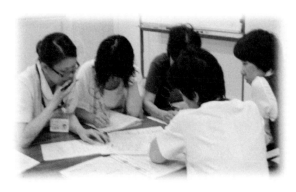

図Ⅳ-18 | 事例検討の様子

比較や共有ができるようにしました。プロセスの中で新たに発見した
"お宝"は，関連図に加えるなどしていき，結果を共有できるようにま
とめました（図Ⅳ-18）。

4 ポジティブなフィードバック

"強み"に焦点を当てることを意識し，"強み"と"成功事例"が見つ
けられるようにメンバーにかかわりました。9月の関連図は全体がまと
められているものから，今後に期待できるものまで完成度に差がみられ
ました。十分な記入ができていないと思われた部署に対し，「できてい
ない」という見方をするのではなく，「今後まだまだ伸び代がある」こ
とを評価し，肯定的なフィードバックを行いました。

5 モチベーション向上への工夫

実践過程では，2か月に1回は委員会に参加したり，部署を訪問し，
頑張っていることや，できているところを対話によって直接伝えていき
ました。それぞれがもっている目標と方向性の確認を行うことで，退院
支援の強化について意識の共有をはかりました。

④ 結果

1　看護師長の評価と委員の活動の変化

　プロジェクト活動を評価するため，モニター5病棟の看護師長に対し，フォーカスグループインタビューを実施しました。看護師長の評価は，「退院支援計画書が書けるようになった」「カンファレンスの回数が増えている」といった退院支援の体制や方法に関する内容や，「質を考える機会になった」「入院時から退院時の目標を提示して声かけができるようになった」といった看護の実際に関する実践能力の変化を示唆するものでした。委員の能動的な働きかけやスタッフの能動的な行動の変化，看護師長自身の気持ちの変化といった内容も語られました。

　委員も「委員としての自覚が出てきた」「強みを発見し，振り返ることで，自信にもなり，意欲にもつながった」など，自分自身の意識や行動の変化を表現していました。委員としての自覚をもち，研修で得た知識の活用やスタッフに対するカンファレンスへの参加の積極的な働きかけなど，能動的な行動への変化がみられました。若いスタッフが委員や他のスタッフの取り組みを見習い，早期に退院支援を考えるようになっていることなど，組織的な変化も語られていました。

2　主な経営指標の推移

　モニター5病棟に在室する30日以上の長期入院患者数の合計は，10月を除いて減少していました（図Ⅳ-19）。退院支援計画書の算定件数も増加していました（図Ⅳ-20）。平均在院日数は，B病棟では多少の変化がみられましたが，他病棟では大きな変化はみられませんでした。

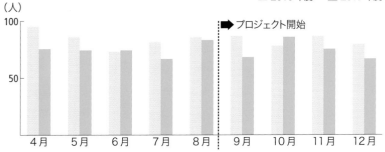

図 IV-19 ｜ モニター5 病棟における長期入院患者数の推移（前年度との比較）

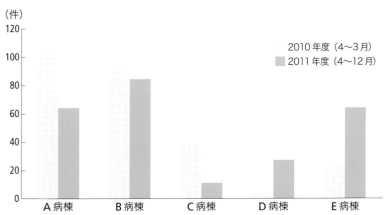

＊プロジェクト開始前（4～7月）後（8～12月）のカイ 2 乗検定による比較では全病棟有意差なし。

図 IV-20 ｜ モニター病棟における退院支援計画書算定数の前年度との比較

3　退院支援プロセスの主な変化

　"お宝発見" のプロセスの中で実施した，看護師長，委員，メディカルソーシャルワーカー（MSW）などへのヒアリングやインタビューで得られた情報をもとに，退院支援のプロセス[3] に沿って比較を行いました。その内容の一部を**表IV-10** に示します。

3
対象施設における退院支援マニュアルの退院支援プロセスの 4 項目に沿って整理したもの。

表 IV-10 | プロジェクトの実施によるモニター病棟の変化

比較	情報収集/家族・患者の意向の確認	退院支援スクリーニングシートの記入	退院支援計画書の作成	退院調整カンファレンスの実施	その他
B病棟 9月	意向を確認するための記録用紙を独自に整備し，実施	必要な対象者に対して確実に記入されていた	ネットワーク委員の働きかけにより記入する傾向にあった	退院調整カンファレンスのみ実施	成功事例活用なし
B病棟 12月	9月からの取り組みを継続	9月と同様に実施	自主的に記入するようになった	退院調整カンファレンスの他，総回診をミニカンファレンスの場として活用し，情報共有・退院支援を強化	成功事例を活用した取り組みの検討を実施

主な変化	●退院支援に対する意識の高まり，スタッフ全員による退院支援の取り組み ●MSW の総回診への参加による情報共有の充実 ●多職種参加の総回診をミニカンファレンスの場として活用→情報共有，支援の方向性の速やかな確認が可能。チーム医療の充実 ●成功事例の経験による自信の増幅

比較	情報収集/家族・患者の意向の確認	退院支援スクリーニングシートの記入	退院支援計画書の作成	退院調整カンファレンスの実施	その他
E病棟 9月	患者・家族の退院後の意向を踏まえた情報収集が不十分	記入が不十分な傾向にあった	必要な対象者が十分にスクリーニングできていない傾向にあった	チームカンファレンス，師長とMSWのカンファレンスを定期開催	成功事例活用なし
E病棟 12月	患者・家族の退院後の意向を踏まえた情報収集が行われる傾向になってきている	記入件数が増加	必要な対象者をスクリーニングし，作成するようになってきた	チームカンファレンスの定期開催。師長とMSWのカンファレンスに看護師（受け持ち看護師含む）が参画するようになった	成功事例を活用した取り組みの検討を実施

主な変化	●スクリーニングシートの活用 ●カンファレンス参加への働きかけによるスタッフの参加率の高まり ●患者・家族に対する早期の働きかけ，チーム全体での退院支援への取り組み ●カンファレンスでの検討内容の充実 ●成功事例の分析によるモチベーションの向上

事例 5 自分たちの "お宝" を見つけることが組織を動かす！

B病棟では，多職種が一堂に会して患者の総回診を実施していることが強みです。総回診を多職種による患者の情報共有および方針の確認を行うミニカンファレンスの場として徹底させ，さらなる多職種との連携の強化をはかりました。

E病棟は，病棟の雰囲気がよいことが強みであり，他職種とのカンファレンスでの話し合いを成功要因としてとらえ，計画的な退院調整カンファレンスに取り組んでいました。次のカンファレンスでは，誰を検討するかを調整し，MSWと看護師長に加え，受け持ち看護師も参加するようになり，意識改革がみられました。また，患者・家族の意向を確認し，チーム全体で退院支援に取り組むような変化がみられ始めました。

5 結果をどう考えるか

1 ポジティブ・デビアンスの成果

a "お宝"発見の効果

自分たちのできているところを確認し，実践を振り返ることで自信につながり，モチベーションが高くなったこと，自部署や他病棟の頑張りを知って喜びを感じたこと，強みを見つけることでやる気につながったことなどを，委員自身が語っていました。また看護師長は成功事例の分析について，ネガティブではないので意見が出やすいこと，成功事例を体験することで自分たちもやればできることがわかって自信につながった，と述べていました。

b 強みを活かした目標設定の効果

委員は主体性を発揮し，めざす姿を共有したうえで，前向きに取り組んでいました。委員自身が目標に向かって気持ちが引き上げられたこと

で，スタッフも刺激され，結果的にチームワークとモチベーションの向上につながったと思われます。

　また，①"ワクワクするゴール"を思い描き，スタッフ間で納得するまで共有したこと，②そのうえで組織全体を見通してゴールまでのシナリオを描き，課題設定したことで，組織としての適切な課題形成ができあがったと考えます。

　さらに，課題解決によるアプローチによって個々のモチベーションが自発的に高くなると同時に，チームワークも強固となっていくように感じました。それは，小さな成功体験の積み重ねがスタッフ1人ひとり，そしてチーム全体に自信を与えたことに由来すると考えます。成功体験は，個々の能力を高めるだけでなく，成果が大きく現れるにつれ，自分たちの行為が今後もさらに大きな成果を生むという自信につながっていきます。ポジティブ・アプローチは，そうした自信を現実の成果につなげる能力を高める働きがあると感じました。

　組織の抱える問題に注目するのではなく，組織のもつ強みを引き出していくことによって動機づけられ，組織の変化の源になったのだと思われます。また，部署内外のお宝を可視化したことで組織の強みを自覚し，組織の活性化，活動の変化につながったものと考えます。

2　他施設でも活用できること

　この取り組みの特徴は，実践者を主体として，外部から持ち込まれたものではなく，内部から強みや成功事例を見つけ出し，実践につなげていくことでした。モニター病棟の取り組みに共通することは，いずれも実践者が主体となり，自部署の"強み"や"成功事例の要因"に注目し，それを活かした実践によって成果を生み出したことです。

　大月は「組織変革のモデルとして求められるのは将来の可能性について探求することである。すなわち，組織変革がめざすべきところは，組

織の問題解決より，さらに進んで組織の可能性を開く組織変革である。それは組織の優れた面の増幅であり，潜在能力の開花をめざすものといえる」，また「組織の優れた側面，いわば組織のポジティブな側面を探求し，その可能性を開くのが今後の組織変革の核心といえよう」[4] と述べています。自分たちのめざす姿を想像しながら共有することは，強みを引き上げ，職員のモチベーションの向上につながっていったと考えます。

⑥ まとめ

　忙しく，複雑さを増す組織が新たな課題に取り組むとき，できないことをできるようにするためには，スタッフの動機づけを含めた大きなエネルギーが必要でしょう。今回，"問題"というネガティブな面に注視するのではなく，強みや今あるお宝というポジティブな面をみていくことで，組織の主体的な変化が生まれたものと思われます。何か新しいことに取り組む際には，まず優れている面や強みに注目し，目標を共有し，実践につなげることで，確実な成果に結びつき，継続的な発展につながると思われます。

振り返り，
伝えたいメッセージ

　初版の発行から数年経ち，当時の取り組みの中で特に苦労した課題とそれをどのように乗り越えたか，また今だからこそ伝えられる看護管理者に向けてのメッセージをまとめました。

課題と解決策

　本プロジェクトの目的は，患者・家族が安心して療養生活を送れるようにするために，ネットワーク委員が，自部署の強みや退院支援の成功要因を活かし，入院早期から退院後の生活を視野に入れた療養支援の強化をはかることでした。

　当時は，対象施設とは異なった組織に所属しており，この活動が実現可能なのか，成果が得られるのか，進捗管理はうまくいくのかなど，さまざまな不安を抱えながら取り組んでいました。

課題：主体性をどのように引き出すか

　ポジティブ・マネジメントの手法を用いるにあたって大切なことは，組織がめざす姿，価値を共有できるようにすることだと思います。強みを認識したうえで，組織理念やビジョンを共有しなければ，羅針盤のない航海になってしまいます。

　しかし，それ以前に，何かを新しく始めようとすれば，必然的にそこにはそれまでなかった労力が加わることになります。現場は常に多重課題の中でさまざまなことに挑んでいます。新たに取り組むことが負担となり，やらされ意識をもってしまうようであれば，能動的な活動にはつ

ながりません。つまり，取り組みの成否は，看護管理者がいかに現場の
やる気を鼓舞する働きかけができるか，またエンパワーメントできるか
にかかっているともいえます。

課題に対する解決策
強みや成功事例を掘り起こし，やればできる自分たちを再発見させる

　本プロジェクトでは，現場が主体性をもって能動的に取り組めるよう
にするために，自分たちの"強み"は何かをしっかりと認識し，めざす
姿やあるべき姿に向かって，今何をすべきかを見つけ出させるように努
めました。

　まず，関係者で話し合いの場をもち，ディスカッションやインタ
ビューなどによって自部署の強み，成功事例とその要因を掘り起こし，
その分析に取り組みました。実践知を共有することで，やればできる自
分たちを再発見し，それらを通して看護のやりがいや充実感，自信が増
していったと思います。次に，その特長を活かしたアクションプランを
立案し，お宝発見関連図に整理していきました。そして，自部署の関連
図の発表を委員会の中で行い，目標の達成に向けて何を実践する必要が
あるか組織全体で共有できるようにしました。

　この一連の過程の中で，委員全体の主体性がより発揮されるようにな
り，目標に向かって気持ちが引き上げられ，周りのスタッフもこれに刺
激を受け，結果的にチームワークとモチベーションの向上につながって
いきました。

看護管理者に向けてのメッセージ

1. ポジティブ・マネジメントの手法を取り入れることで さまざまな成果が生まれる

　医療を取り巻く環境の変化は著しく，看護が果たす役割への期待はますます高まっています。看護管理者には，社会の動きや地域の状況，将来の見通しなどを踏まえ，先見性や創造性をもって，たゆまぬ改革の推進者としての役割発揮が期待されています。

　療養支援活動の推進プロジェクトは，現在も継続しており，療養支援の成功事例を共有しつつ，ナレッジマネジメント，リフレクションを繰り返しています。強みを活かしたマネジメントを実践すれば，おのずと成果が生まれてきます。そして，そこにかかわっている人は，その成果から達成感や充実感を感じられるようになり，また成功体験を得たことが自信となり，モチベーションにもよい影響を与えているように感じています。

　当院では，これまで療養支援活動の推進プロジェクトの他に，新人や中堅看護師の教育，看護管理者育成，病床再編成など，さまざまな取り組みにポジティブ・マネジメントの手法[5,6]を活用してきました。病院運営に大きく影響を及ぼすようなものから部署内の小グループ活動まで，取り組む内容や範囲はそれぞれ異なっています。大変な状況にあっても，関係者が共通のテーマについて話し合いの場をもち，組織や個人の強みやめざす姿を共有し，何をなすべきかを共通に理解しながら取り組んできたことで，さまざまな成果を生み出せたと思っています。

2. 混沌とした状況にあるときこそ，
ポジティブ・マネジメントが求められる

　加速する人口減少や，好転は望めない診療報酬，深刻化が予測される医療従事者の地域偏在や過重労働，働き方改革など，混沌とした状況は続き，今後もたゆまぬ改革が求められることが予想されます。短期間で本質的な解決策を見出すことが難しいことも多く含んでおり，この状況をじっと耐え抜く力も必要になるでしょう。解決が難しいことにも向き合わなければならないときであるからこそ，今できることは何か，今なすべきことは何かを見定め，今ある資源を大切にし，組織と個人の強みを活かしたマネジメント，すなわちポジティブ・マネジメントが必要なのだと思います。

　看護管理者の方には，ポジティブ・マネジメントを実践し，看護を必要とする人々のためにいきいき働く看護職を育てることで，多重課題で大変な状況をエネルギーに変えていってほしいと思います。

文献
1) Pascale RT・著，松本直子・訳：ポジティブ・デビアンス―「片隅の成功者」から変革は始まる．DIAMONDハーバード・ビジネス・レビュー，2005，p.41
2) Pascale RT・著，DIAMONDハーバード・ビジネス・レビュー編集部・訳：ポジティブ・デビアンス―「片隅の成功者」に学ぶ6つのステップ．異色の問題解決方法，考える技術の教科書．DIAMONDハーバード・ビジネス・レビュー別冊12月号，2008，p.119
3) 高間邦男・著：組織を変える「仕掛け」―正解なき時代のリーダーシップとは．光文社，2008，pp.107-192，
4) 大月博司：ポジティブな組織変革―POSパースペクティブの可能性．早稲田商学408：1-24，2006
5) 大林由美子：ポジティブ・マネジメントで組織を活性化する．看護管理24（10）：920-921，2014
6) 大林由美子：ポジティブな面に着目することで組織が主体的に動き出す．病院75（5）：348-351，2016
7) 松本利明：チームで明るい未来を目指せる―解決志向ポジティブアプローチの具体的な推進方法とは．人材教育23（5）：84-87，2011
8) Robbins SP・著，髙木春夫・訳：新版　組織行動のマネジメント―入門から実践へ．ダイヤモンド社，2009，p.216

9） 高間邦男・著：学習する組織—現場に変化のタネをまく．光文社，2005，pp.137-138
10） Whitney D, Trosten-Bloom A・著，ヒューマンバリュー・訳：ポジティブ・チェンジ—主体性と組織力を高めるAI.ヒューマンバリュー，2006，p.94

事例6

施設を超えてポジティブ感情を生み出し，支え合う新人看護職員集合研修のしくみづくり

堀内由美 公立相馬総合病院・看護部長（プロジェクト当時）
現　相馬中央病院・看護部長

1　目的

　福島県相馬地方の中小規模病院が，連携を取りながら新人看護職員の教育を実施し，職員の地元への定着をはかることをめざしました。

2　背景

　相馬地方は福島県の太平洋に面した浜通りの北方に位置する4市町村（相馬市，南相馬市，新地町，飯舘村）からなり，人口12万人の農業・漁業中心の地域です。高齢化率は24.6%（2005年国勢調査）と高く，一般病院が8施設，精神科病院が2施設の計10病院があります（図IV-21）。そのうち100床規模が4施設，200床規模が6施設と中小病院が多く，それぞれ一次救急と二次救急を担っています。

　2000年には，地域の看護師確保を目的に，4市町村圏組合が運営する相馬看護専門学校が設立されました。しかし，入学者の半数は隣接する宮城県出身であり，卒業後は地元の宮城県の病院に就職するため，相馬地方の病院への就職者は15〜40%にとどまっています。このことから，相馬地方の病院と看護学校との連携を密にし，卒業生の相馬地方へ

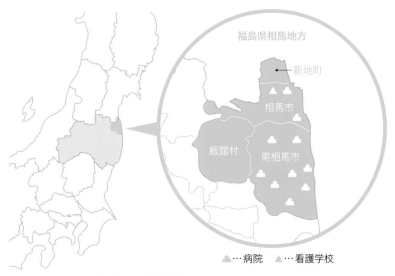

図IV-21│相馬地方の病院と看護学校

の就職率を上げることが重要課題であると考えられました。

③ ポジティブな取り組みの内容

1 重要な価値の明確化

a 相馬地方の病院と看護学校が連携し，協議会を設立

　日本看護協会の報告では，効果があった看護職員の確保・定着対策の第3位に，「新人の教育研修体制の充実」が挙がっています。それに加えて2010年度から開始された新人看護職員研修の努力義務化により，研修体制の整備や院内教育の充実が制度化されました。そこで，相馬地方の各病院の新人研修について調査した結果，

　①施設ごとの新人研修実施が困難である

②地域特性に合った研修内容の必要性がある

ことが明らかになりました。これらの課題に取り組むにあたり，10施設の特徴や院内システムなどを考慮する必要がありました。そのためには各施設の看護部長の協力体制が不可欠であると考え，2010年10月に協議会を設置しました。

2 取り組みの価値をかたちにする

施設ごとに事情が異なることから，当初，協力体制を構築することに対し，時間や労力に見合う成果が上げられるのかといったネガティブな意見もありました。そうした状況のもとで，まず問題認識を共有し，具体的な取り組みやめざす将来像について話し合い，ポジティブな感情を生み出すようにしました。

a 相馬灯の黄色いTシャツ

新人看護職員集合研修に参加する新人看護職員や各施設の看護部長，教育担当者全員が黄色いTシャツを着用しました。1人ひとりが相馬の灯りとなるという願いを込め，背中に「相馬灯」という文字をプリントし，仲間意識がもてるよう工夫しました。

b ニューズレター『相馬灯通信』を発行

ニューズレター『相馬灯通信』（図IV-22）を発行し，研修の年間計画をはじめ，研修に参加した新人の感想やミニテストの結果，研修の様子などの研修成果を掲載しました。そして，参加者だけでなく，協議会構成病院内の経営部門などにも広く配布し，施設を超えた集合研修に対する理解の促進をはかりました。

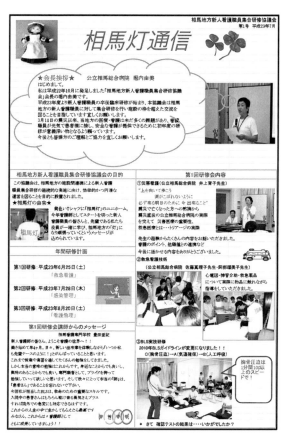

図 IV-22｜相馬灯通信

3　新人看護職員集合研修の内容

a　共通のニーズの抽出と研修計画

　現状分析により抽出されたニーズの高かった研修内容を検討し，2011年度の研修計画では，①看護倫理，②救急看護，③感染対策，に取り組むことにしました。計画を立案する際，厚生労働省の『新人看護職員研修ガイドライン』を参考に到達目標を定めました。

研修方法は講義，演習，グループワークを組み合わせ，1回の研修は1日単位としました。また，グループワークの進行役は看護学校の教員あるいは各病院の教育担当者が担い，研修内容によっては研修終了直後に確認テストを実施し，新人看護職員の理解度を調べました。

b　支援内容

新人同士が互いに氏名と顔を覚え，支援関係の基礎を形成：新人看護師の不安や焦りなどのネガティブな感情を克服するためには，精神的に支援するネットワークが必要になります。しかし，複数施設による集合研修では一体感が得られにくく，精神的な支援や振り返りの場を設けることが困難でした。そこで，新人が全員参加できるよう各施設の看護部長の協力を得ながら，自己紹介や会食など，新人同士が互いに理解を深め合う機会がもてるような時間を研修期間に設けました。同時に，演習を活用して，他施設の看護職員との交流ができるよう配慮しました。

看護学校の教員による支援：この研修では，単に知識やスキルの習得だけでなく，新人看護師の感情のあり方をポジティブなものにすることをめざしました。ポジティブな感情をはぐくむには，まず本音を聞き出せる場づくりが必要です。その点，看護学校の教員は，新人にとって仕事上の上下関係から離れた立場であり，新人の気持ちを汲み取りやすく，話しやすい存在だと考えました。そこで本音を引き出す役割が期待できると考え，グループワークの司会進行を依頼しました。

各々の病院に応じた集合研修後の新人支援：研修終了後も，新人への継続的な支援が必要です。看護部長および教育担当者が集合研修に参加することで，研修後の各施設における新人看護職員への支援の検討や院内研修あるいは各部署におけるOJTへの活用など，継続的な支援ができると考えました。その実際の状況については，協議会で報告・検討することとしました。

4 ポジティブ・マネジメントの成果

1 結果

a 新人からの評価

　研修終了後には，研修に関する満足度調査を行いました。結果は**図 IV-23** の通りです。

研修内容：80％以上の新人看護師が，研修内容に十分満足していると答えました。その理由として，大切なことを学んだ，基礎を学んだ，現場対応を学んだ，新たな知識獲得ができたといった，「学習体験への評価」が記されていました。この他にも，内容の充実やわかりやすさといった「研修内容・方法に対する肯定的評価」や，「新人同士，他施設との交流の場に対する評価」もありました。

研修方法：9割以上が研修方法に満足していることがわかりました。この中には，グループワークの場で他者の意見を聞くことにより刺激や気づき，発見があったことや，グループワークで自分の意見が言えたこと，他施設との交流ができたこと，看護学校での設備・施設の利用ができたことへの評価も多くありました。

他施設の新人看護職員との交流：「まあまあできた」という回答が67％

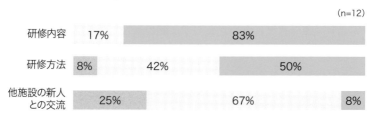

図 IV-23｜研修に関する満足度

と最も多くみられました。グループワークや休み時間中の交流に対する評価がみられ，交流によって，相談や情報交換ができた，他者の意見を聞けた，それによって自己対峙ができた，という感想も聞かれました。その一方で，他施設との交流時間が少ない，病院同士でグループをつくってしまったといった，ネガティブな意見もありました。

b　東日本大震災の影響（震災があっても続けたこと）

　相馬地方は，2011年3月11日の東日本大震災で地震と津波による甚大な被害を受けました。その後，福島第一原子力発電所における水素爆発などによって放射能汚染が広がり，被災翌日から10日間で8施設の入院患者は全員県内外に避難しました。

　予想しなかった混乱の中，震災の翌日に4月入職予定の看護学生が病院に駆けつけ，「何かお手伝いできませんか？」と声をかけてきたことで，ようやく自分自身の中で新人看護職員集合研修への取り組みがよみがえりました。その後も，多くの仲間に支えられ，温かいメッセージが届けられ，徐々に自身の気持ちを立て直すことができました。そして，何よりも地震・津波・放射能汚染という三重の災害の中で看護の道をスタートしようとしている看護学生の存在が，このプロジェクトを前に進めるように背中を押してくれました。

c　定着率（震災後1年）

　震災後の困難な状況にもかかわらず，転居した1名を除いて，14名が相馬地方で仕事を継続しています。また，中途採用者の増加とともに，徐々に新人の入職者は増える傾向にあります。

　集合研修の継続は，看護部責任者や教育担当者が院内新人研修計画を見直す機会となり，各病院の研修がより充実したものとなりました。地域が一丸となり新人を育てるというポジティブな感情がこの研修で醸成

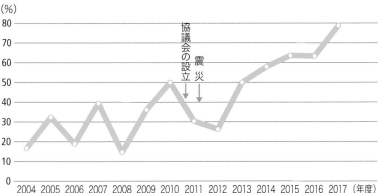

図 IV-24 | 地元施設への就職率

された結果だと考えます。

　新人からは，「研修に参加して楽しいです」との声も聞かれるように
なりました。また，『相馬灯通信』の広報によりクリニックの新人看護
職員が研修に参加するなど，研修の輪が広がりをみせています。2012
年度からは 2 年目看護職員の集合研修への受講を推進し，さらに学習
の機会の拡大をはかっています。

d　看護学校卒業生の地元施設への就職率

　新人看護職員の確保において，地元の看護学校卒業生の入職は必須で
す。震災後は地元の医療に貢献したいと考える学生が増え，2017 年度
の地元施設への就職率は約 80％になっています（図IV-24）。

　学生は入学時に「震災のとき，自分は何もできなかったが，看護師に
なって大切な地元の人の役に立ちたい」「先輩のような看護師をめざし
ています」と話しており，地元に対するポジティブな感情が芽生えて
います。また新人看護師からは，「同期と一緒に研修を受けることがで
き，頑張れます」「やりがいを感じています」という声が聞かれてい

事例6　施設を超えてポジティブ感情を生み出し、支え合う新人看護職員集合研修のしくみづくり

ます。

2 結果をどう考えるか

a 特記すべき成果は何か

　中小規模の施設では，1施設完結型の看護職員教育には限界があります。地元離れに加えて東日本大震災により，看護職員の確保が急務となり，現職者や新人が地元で働き続けられるよう支援体制の充実が求められました。

　ここで紹介したプロジェクトを通して，地域で連携して新人看護職員の教育体制を充実させるという試みに一歩踏み出せたと考えています。今後さらに充実したものとなるよう，ニーズに合った研修を継続することで，地域での看護職員の確保・定着につながると考えています。

　新人看護職員集合研修開始から参加施設，参加者数は増え，2017年度には参加施設は9施設，新人看護職員は31名となり，黄色いTシャツを着用し，地域での研修の輪を広げています（表IV-11）。

　東日本大震災という大災害に遭遇し，時期を同じくして本プロジェクトを遂行したことは，結果として意義深かったと思っています。どんな状況下にあっても毅然とした態度で業務に臨める，そんな看護職員を育てたいと考えています。

b 他施設でも活用できること

　協議会形式によって地域ネットワークを構築したことで，新人看護職員集合研修の運営が円滑に進みました。また，このネットワークにより施設間のコミュニケーションがスムーズになり，震災時の相互支援へと発展していきました。震災後，協議会を再開した際には，施設が混乱している状況の中でも看護部責任者が集いました。そこでは，重責を担いながら責任を果たさねばならず，疲労困憊状態ではあったものの，同じ

表 IV-11 | 集合研修への参加人数

	新人・2年目 職員参加施設数	新人参加人数 （必修）	2年目参加人数 （任意）
2011 年度	3	13→14	
2012 年度	7（クリニック：1）	16→18	14
2013 年度	9（クリニック：2）	28	22
2014 年度	9	29	29
2015 年度	9	27	19
2016 年度	9	22	14
2017 年度	9	**31**	13

立場にある者同士が気持ちを共有でき，管理者間の精神的な支援にもつながりました。

　今年でこの研修は7年目を迎えました。管理者間の信頼関係はより深まり，互いの問題を相談し合う関係になってきています。また，研修の成果を可視化する方法として，確認テストの公表やニューズレターの配布，揃いのTシャツの着用などを行っています。これは，研修の振り返りだけでなく，研修という場の雰囲気を明るくし，仲間意識の醸成にもつながっています。

5 まとめ

　これまで交流のなかった施設が協議会によって連携したことで，新人看護職員のみならず看護補助者の研修も合同で開催されるようになりました。また，救急看護のCPR（心肺蘇生法）演習の際には，消防署の協力が得られ，救急救命士による研修が行われたり，逆に病院関係の研

修会に多くの救急救命士が参加するようになったりするなど，副次的な成果が得られ，持続的に取り組みは発展しています。

　新人看護職員集合研修を通して，地域内外の認定看護師や救急救命士，企業の研修担当者，大学教員などの人材の協力や支援が得られています。また，地域にひらかれた看護学校の施設や設備の活用により，多彩な交流がはかられています。

振り返り，
伝えたいメッセージ

　初版の発行から数年経ち，当時の取り組みの中で特に苦労した課題とそれをどのように乗り越えたか，また今だからこそ伝えられる看護管理者に向けてのメッセージをまとめました。

課題と解決策

　2010年に地方新人看護職員集合研修協議会を立ち上げ，2011年6月から新人看護職員集合研修を開始してから，本年で8年目を迎えました。本協議会では看護管理者や教育担当者，看護学校の教員がメンバーとなり，研修を企画・運営・評価し，次年度につながるようなしくみをつくってきました。

　ここでは，当時を振り返り，特に苦労した点とそれをどのように乗り越えたかを述べるというより，この取り組みを継続的に行う中で生じてきた課題とその解決策についてご紹介したいと思います。

課題1：協議会をどのように存続させていくか

　新人看護職員研修は厚生労働省の補助事業として継続されており，毎年，各施設は補助申請をしているため，研修への参加・協力は得やすい状況となっています。しかし，近年，看護管理者の退職により，人材の不足が生じ，今後，本協議会を存続させていくにはどうすればよいか検討する必要が生じてきました。

各施設の役割を明確に決め，効率化をはかる

　そこで，他施設との業務の役割分担が不明確な部分もあったため，業務の漏れや重複を防ぐために，各施設の役割を明確に決め，一層の効率化をはかることにしました。

　まず，業務にはどのようなものがあるか検討したところ，研修計画書やプログラム，役割分担表の作成，案内状作成・送付（庶務），アンケートの作成・集計，写真撮影，ニューズレター編集，ミニテスト採点，などの役割が抽出されました。

　そして，年度初めに協議会を開催し，各施設がどの役割を担当するかについて話し合い，参加している施設（8 病院 1 看護学校）の役割を明確に決めるようにしました。例えば，A 病院は事務局として庶務を行い，次年度も継続して行うなど，各施設が担う役割をはっきりさせておくと，業務の効率化がはかられ，より円滑な運営が可能となります。

　人材が限られた状況にあるときこそ，効率化を行い，今ある資源を最大限に生かすことが重要と考えます。

課題 2：研修が離職率低下や学びにつながっているかを　　　明らかにする

　研修を継続的に行っていたとしても，その結果や成果をデータで検証しなければ，何が効果的で何が悪かったのかわからないまま続けていくことになり，新人看護職員のニーズを反映した研修を提供することはできないと考えています。

　この取り組みの目的は，単にそれを実行することではなく，その結果をもとに次にどうするか意思決定し，より有用な研修をつくり上げていくことにあります。

離職率調査と研修実施後のアンケートの結果を分析する

そこで，研修の成果を検証するために，新人看護職員の離職率調査を実施し，研修実施前の 6 年間（2005〜2010 年）のデータと，研修実施後の 6 年間（2011〜2016 年）のデータの比較を行いました。結果は，前者 6 年間の新人看護職員の入職者は 146 名（10 施設）で，1 年以内と 3 年以内の離職率はそれぞれ 11.7％，13％だった一方で，後者 6 年間の入職者は 131 名（8 施設）で，1 年以内と 3 年以内の離職率はそれぞれ 3.7％，11.5％でした（**表IV-12**）。1 年以内と 3 年以内の離職率を合わせると，研修実施前が 24.7％，研修実施後が 15.2％と，研修が定着率の向上に寄与していることが示されました。

研修内容に関しては，93％が「満足」と答えており，95％が研修の継続を支持していました。また，研修のメリットとして，全員が「既習の復習・確認ができた」と答え，基礎教育での学びと結びつけて研修に臨んでいることが示されました。さらに，93％が「知識の修得に役立った」「技術の習得に役立った」と回答していることから，研修の「新人看護職員の教育を実施し，職員の地元への定着をはかる」という目標が達成されたと考えます。

今後も調査やアンケートを実施し，研修の中身や方法などについて意見を聞きながら，ニーズに合った研修を継続して行い，定着率の向上に努めていきたいと考えています。

表 IV-12 ｜ 離職率の比較

	期間	入職者数	1 年以内 離職率（a）	3年以内 離職率(b)	(a)+(b)
研修実施前	6 年間 (2005 〜 2010 年)	146 名 (10 施設)	11.7%	13%	24.7%
研修実施後	6 年間 (2011 〜 2016 年)	131 名 (8 施設)	3.7%	11.5%	15.2%

看護管理者に向けてのメッセージ

1. ホールシステム・アプローチの活用で，さまざまなポジティブな成果が生まれている

　施設を超えてポジティブな感情を生み出し，支え合う新人看護研修のしくみづくりの一環として，現在，本協議会は教育と臨床の実践の連携をはかることにより，新人の基礎教育と現任教育の融合をめざしています。実習時の技術チェックがその後の新人チェックリストに反映されたりするなど，病院と看護学校双方の関係者を交えた話し合いの場は互いにとって有用であり，今後より活用できるしくみをつくっていきたいと考えています。

　本協議会は，地域の看護管理者や教育担当者のコミュニケーションの場となっており，より一層の連携がはかられ，円滑な組織運営につながっています。日々の業務では顔を合わせることのない関係者同士が集い，対話と協働を深めていくホールシステム・アプローチを活用することで，さまざまなポジティブな成果を生むことができていると実感しています。

2. 震災体験から考えるポジティブな感情を生み出す意義

　東日本大震災で被災し，津波にのまれて命を失った仲間に対する喪失感や，避難を余儀なくされた家族や仲間との別れ，放射能汚染による風評被害などを味わったことが，ポジティブな感情を生み出す一番の原動力になっていると考えています。それはあまりにも悲しい出来事であり，長期化することにより看護にたずさわる１人の人間として耐え続けることが困難に感じていました。

必然なのか偶然なのかわかりませんが，震災発生の半年前に本協議会が立ち上げられ，新人看護職者に対する責任を担う看護管理者は新人の存在に背中を押され，悲惨な状況の中でも前に進むことができました。

　ポジティブな感情は，心が折れそうになったとき，その人の心の中に入り込んで温かく包み，悲しい色を消してくれるような気がします。

　人々ができる限りポジティブな感情を抱けるよう環境を整えることが，看護管理者の大きな役割であると思っています。

事例 7

危機を乗り越える看護管理
──ポジティブ・マネジメントの実践

手島　恵 千葉大学大学院看護学研究院・教授
長妻純子 松戸市立総合医療センター・看護師長
早川祥子 国立国際医療研究センター病院・看護師長
辻　千芽 金沢大学附属病院・看護部長　　　　　　　　　　（執筆順）

1　危機への直面

　2020 年の年頭から COVID-19 の感染拡大により世界中の保健医療従事者は困難に直面し，この原稿を執筆している 2023 年 1 月で 3 年が経ちました。先進国といわれている米国，英国，カナダでは，看護師のメンタルヘルスの問題や離職が続き，コロナのパンデミック前に顕在化していた看護師不足が深刻さを増し，保健医療システムの崩壊が危惧されています。このような先の見えない危機的な状況が持続する中，看護管理者の真価が問われています。COVID-19 禍の中で看護管理者が取り組んだ 3 事例を紹介し，ポジティブ・マネジメントの重要性についてまとめます。

2　ポジティブ・マネジメントの実践

1　患者中心の価値の浸透

　COVID-19 患者の受け入れや家族の面会制限などにより，落ち着かない環境の中で毎日があわただしく過ぎていくと，本質的な価値観を見

失ってしまうこともあります。長妻らは，患者中心とはどのようなことか，できていない問題に焦点を当てるのではなく，患者中心のケアを明らかにし，チームで共有する取り組みを行いました[1]。

● 松戸市立総合医療センター（長妻）

a.「看護の木」を通して患者中心の看護に対する価値を共有する

　病棟で大切にする，共通の価値観を明らかにして，患者中心の実践を支えるコアバリュー（重要な価値観）をスタッフとともに考えました。「認め合う（尊重）」「つながる（連携）」「心を寄せる（関心）」という3つを看護の基盤とし，取り組みに先立ち，スタッフとともに共有し，「患者中心の看護」について意見を出し合いました。

　「看護師が何かをするのではなく，『患者のできること』をいかす看護が患者中心ではないか」との意見から，「患者のできることを知る看護」が始まりました。患者のできることを理解し，病棟全体で患者を中心とした支援を継続するため，患者にとってよい看護や課題となる看護を可視化することをスタッフに提案しました。すると，「病棟の看護の木」として桜で表現したいという意見が出ました。自身の看護の振り返りや他者のよい看護を取り入れられるよう，実践したよい看護を桜の花びらに，課題となる看護を葉に書き入れ，病棟内に貼り出すことにしました。桜の木の花びらや葉の色紙は1〜3年目の看護師が主体的に作成してくれました。「病棟の看護の木」は，取り組みが進むにつれて大きく成長していきました（図IV-25）。

　取り組み当初は，看護の木には，忙しさから周囲に遠慮して患者中心の看護が実践できない現状や，効率性のみを優先した看護への葛藤が表出されていました。しかし，時間の経過とともに，患者の思いに寄り添う丁寧な看護や「できること」を優先する看護により安寧に過ごす患者に看護の成果を感じ，よい看護へと発展する内容に変化していきまし

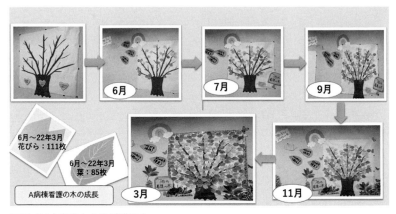

図IV-25｜患者中心の看護の木

た。看護の可視化は，看護師自身が自分たちの看護を振り返り，内省する機会となり，「何が患者にとってよいことなのか」を考える機会となっていきました。また，自分たちの看護の振り返りを工夫して病棟に掲示したところ，病棟の医師をはじめとする他の職種からも「これは大切なことをあらわしている」との意見が出され，価値を共有することができました。

b. 患者の行動や言動の意味に焦点を当てて考え，患者中心の価値を共有する

さらに，1人ひとりの患者の事例を取り上げ，患者の行動や言動の意味に焦点を当てて考えるカンファレンスを実施しました。例えば，何度もベッドからずり落ち，床を這っていたため，ベッドに四点柵をつけるなどしてベッド上に留まるような対応をしていた患者のケースを取り上げたこともありました。カンファレンスで，なぜこの患者は何度もベッドから降りようとするのかが話題になり，本人や家族に入院前の日常を確認することにしました。すると，患者は足に障害があり，普段は家の中を這って生活をしていたため，ベッドの上にいると落ち着かなかった

ということが明らかになりました。そのことを多職種と話し合い，病室の床に衝撃吸収マットを敷き詰めて，患者が自由に動けるようにしました。

　それまでは，「患者がベッドから落ちないように」という看護師だけの視点から安全のための方策をとっていました。カンファレンスで事例を検討しなければ，この方策がエスカレートし，最後には体幹抑制までするような対応をしていたかもしれません。患者の言動や行動に関心を寄せることで，患者の価値観やあり様を尊重したケアにつなげることができました。また，カンファレンスで話し合いを重ねていくことで，患者中心とはどのようなことなのか，どのようなケアにつながるかがチームメンバーに浸透していきました。

c. 取り組みの成果

　5か月後のスタッフを対象としたインタビューの分析結果では，チーム活動が発展し患者の「できること」を重視する看護に変化して，「チーム看護が深まった」「忙しくても看護が楽しい」など，看護のやりがいが表出されていました。また，病床稼働率の平均は微増していたにもかかわらず，時間外勤務時間平均は前年同時期より減少していました。ともすれば，丁寧にケアしたり患者中心にケアを行ったりすれば，より時間が必要になるというような思い込みがあります。しかし，コアバリューとなる価値（患者中心）を共有することでチームの看護に対する価値観が強化され，時間的負担を増やすことなく，患者の意思や尊厳を尊重した患者中心の看護に目を向けることができ，やりがいを感じるように変化していきました。

2　意図的な対話・コミュニケーション

　COVID-19患者にかかわることに対する漠然とした不安や，PPEの

不足，これまでどおりの日常が過ごせないことによる心理的不安の持続が影響し，退職後のキャリア像が不明確なまま退職するスタッフが2019年度末に増加しました。そこで，早川は看護管理者としてスタッフが安心して働ける職場環境の再構築をめざし，1 on 1 ミーティングに取り組んだり，看護を語る会を通して家族看護に取り組んだりしたところ，2020年以降の退職者は激減し，退職するとしても，故郷に帰る，転職するなど明確な目的をもっていました[2]。

　ポジティブ心理学やポジティブ組織論の研究者であるキム・キャメロンは「困難な組織を動かす人はどこが違うのか？」という本の中で，仕事に意味をもたせることが管理者の重要な役割であると述べています。そして，1 on 1 の意義について触れ，ポジティブリーダーに共通するのは，部下と定期的に話をする機会を設けており，これによって部下はフィードバックを得られ，自分が応援され，導かれ，相談を受けてもらい，成長できていると感じることができ，チームや組織の業績に大きな好影響を及ぼすだけでなく，職員の職場での心身の状態にも好影響を与えることが実証的に報告されています[3]。

● 国立国際医療研究センター病院（早川）

a. 1 on 1 ミーティングの実践

　1 on 1 ミーティングでは，看護師長がすべての看護師を対象として1か月に1度，30分以内で対話をする機会をもちました。そこでは，学習の困難感やCOVID-19禍で楽しみがないこと，日常で直面している困難，将来のことなど，さまざまな事柄が語られ，看護師長として積極的に傾聴し，承認を行いました。6か月後の評価では，「看護師長と話す機会があることがいい」など，肯定的な内容が多くを占め，次年度の継続を希望する者が大多数でした。

　孤立しがちなCOVID-19禍の最中に1 on 1 ミーティングを導入した

ことにより，スタッフは定期的に話す機会をもつことができ，管理者と話すハードルが低くなり，またこの対話の機会がキャリア支援になっていました。

b. 看護を語る会の実践

　COVID-19患者への治療法が明確になっていなかった時期は，感染防止が最優先され，看護師たちからは「重症患者へ手を尽くせず後悔している」「家族に会わせてあげられなくてつらい」「終末期に患者に会えない家族の気持ちに寄り添うことが困難である」などが語られました。また，面会できない家族から，患者の病状についての問い合わせが増えていました。看護師は，家族の心配する気持ちに寄り添いながらも，感染対策が最優先であることに対して経験したことのないストレスを抱えていました。このように，療養環境はこれまでと異なる緊迫感のある様相を呈し，看護師は面会制限による葛藤を抱えていました。

　そこで，看護師がCOVID-19禍の中で提供できる看護についてどう考えているかを共有し，「患者・家族中心の看護を提供すること」を目的として，看護を語る会を開催しました。この会ではさまざまな意見が出され，それをもとに面会制限下にある家族に看護師から積極的に電話をかけたり，患者と家族を電話でつないだりするなど，自由な発想を取り入れ，柔軟に実践を行いました。看護に対する各々の思いを自由に発言する場があることで柔軟な実践が可能となり，また看護師は自分の価値や成長を共有したり，参加者から承認を得て自身の役割を認識したりすることができました。

　COVID-19禍での病院の感染対策は，患者・家族と接する機会のほか，医療者間の休憩室での何気ない会話，研修や会食での交流も制限し，コミュケーションをとる機会を少なくさせました。職場での会話は仕事に関する業務上の必要最低限のもののみで，互いの看護に対する価

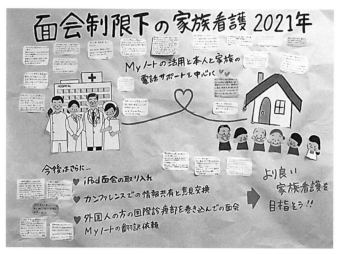

図IV-26｜看護を語る会にて「面会制限下の家族看護」をテーマに語り合った意見をまとめたもの

値観や仕事への思いに触れたり，気軽に相手と会話をしたりして，お互いを知る機会が失われたように思います。看護を語る会は，看護専門職として，同僚と自部署の役割を確認する場となり，「患者・家族中心の看護を提供する」という目的も達成することができました（図IV-26）。

c. ICU Letter の発行

一方で，1 on 1 ミーティングや看護を語る会は時間を費やすため，忙しい状況の中で回数を増やしたり時間を確保したりするのには限界がありました。そこで，看護師長として，看護師らに頑張っていることや信頼していること，感謝を伝えるために，ICU Letter を毎月発行することにしました。看護師長が感じた，看護師の成長や看護実践を数値化・言語化したものを病棟入り口にポスターで掲示し（図IV-27），同時に病棟メールで配信しています。看護師は「いいね」マークで反応を示してくれています。

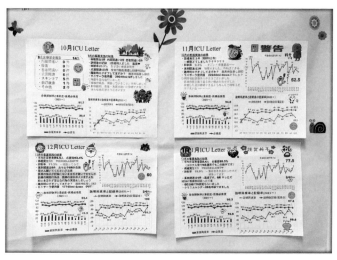

図IV-27 | 病棟入り口に掲示されたICU Letter

d. 意図的なコミュニケーション，対話の必要性

　石井は，心理的安全なチームとは「メンバー同士が健全に意見を戦わせ，生産的で良い仕事をすることに力を注げるチーム・職場のこと」と述べています[4]。1 on 1ミーティングや看護を語る会，ICU Letterに共通していることは，コミュニケーションが困難な状況だからこそ，意図的なコミュニケーション，つまり，対話やメッセージを通し，お互いに承認，感謝を伝え，信頼関係を築いていることです。このような取り組みが，チームとしての職場における役割を明らかにするとともに，1人ひとりの個性が歓迎される安心感へつながり，スタッフの定着によい影響を与えたと考えます。

3　礼節にもとづくヘルシーワークプレイスの創造

　ICUに代表されるような急性期の場では，命を守るという大義名分が優先され，怒鳴るような声で指示をしたり，相手を批判するような言

動も日常的になっていたりすることがあります。そのため，新人看護師や異動してきた看護師は，このような緊張感に強い違和感を抱いたり，ストレスにより体調を崩したりしてしまうことも少なくありません。また，必要以上に強い緊張感やストレスが安全な医療提供を脅かしていくことも明らかになっています[5]。

● 金沢大学附属病院（辻）

　このような環境下において，健康的で働きやすい職場づくりを目指し，クラークの礼節のモデル（**図Ⅳ-28**）を用いて ICU にかかわる多職種と定期的な会議をもち，課題を明らかにして解決に取り組みました[6]。

　近年の医科学の進歩により，先端機器を用いた高難度治療や新たな医療機器の装着の機会が増えています。患者は突然に ICU という社会から隔離されたなじみのない特殊環境で，見知らぬ人や多くの管につながれ，周囲からはわかっていないかのように扱われ，不安や苦悩を抱きながら混乱の中で過ごしています[7]。また，その場で働く医療職も新たな治療への挑戦で緊迫感に満ちています。そのようなときの医療者の患者に対して，あるいは同僚に対しての安心できる丁寧な対応は非常に重要です。

a. COVID-19 によって生じた不測の事態

　ICU の看護師は，生体モニターの確認や医療機器を管理する業務が多くなるあまり，異常の早期発見や急変対応が ICU の看護のすべてであるかのような錯覚に陥り，目的を失ってしまうことがあります。さらに，看護師間でケアに対する価値観に違いが生じると，人間関係の複雑さや葛藤が生まれ，落ち着いてケアができず，ストレスが増大します。

　COVID-19 パンデミック当初，防護服で医療者の表情の見えないこ

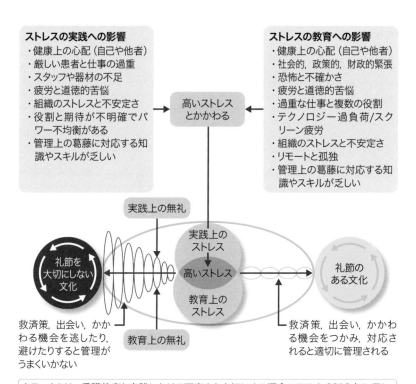

ストレスの実践への影響
- 健康上の心配（自己や他者）
- 厳しい患者と仕事の過重
- スタッフや器材の不足
- 疲労と道徳的苦悩
- 組織のストレスと不安定さ
- 役割と期待が不明確でパワー不均衡がある
- 管理上の葛藤に対応する知識やスキルが乏しい

ストレスの教育への影響
- 健康上の心配（自己や他者）
- 社会的，政策的，財政的緊張
- 恐怖と不確かさ
- 疲労と道徳的苦悩
- 過重な仕事と複数の役割
- テクノロジー過負荷/スクリーン疲労
- 組織のストレスと不安定さ
- リモートと孤独
- 管理上の葛藤に対応する知識やスキルが乏しい

高いストレスとかかわる

実践上の無礼

実践上のストレス

高いストレス

教育上のストレス

礼節を大切にしない文化

礼節のある文化

救済策，出会い，かかわる機会を逃したり，避けたりすると管理がうまくいかない

教育上の無礼

救済策，出会い，かかわる機会をつかみ，対応されると適切に管理される

クラークらは，看護教育と実践における丁寧さを大切にする概念モデルを 2010 年に示し，2021 年にコロナ禍をふまえ礼節モデルに改訂した。モデルの左側は，衝突を解決するための救済策，出会い，および機会が見落とされたり，回避されたり，管理が不十分だったりした場合に発生する可能性のある, エスカレートする負のスパイラルを示している。その結果，お互いを非難し合う丁寧でない組織文化になる可能性がある。逆に，モデルの右側は，かかわる機会をうまく捉え，実装し，管理することが，忙しい中にあっても，礼儀正しく丁寧な文化につながることを示している。教員，管理者と学生，スタッフがお互いに協力して衝突を解決し，忙しさの中にあっても丁寧さを心がけることによって，より安全で丁寧な礼儀正しい環境が生まれることを示している[3]。

図Ⅳ-28｜看護教育（看護実践）における礼節を大切にするクラークの概念モデル
（Clark C: Core Competencies of Civility in Nursing & Healthcare. Sigma Theta Tau, 2022 より翻訳，手島 恵：これからの倫理と看護. 日本看護協会出版会，2021，p.80 より転載）

とや隔離による孤独感が，患者に恐怖心を与え，せん妄の発症が増加しました。未知の感染症に対する医療者自身の健康や感染拡大の予防策が優先され，これまで築かれていた患者の尊厳を大切にするケアが考えら

れなくなるという経験をし，看護の価値が揺らぐ不測の事態に対処しなければいけませんでした。

　患者の状態が刻々と変化する急性期医療において安全に適切なケアを提供するには，多職種がそれぞれの専門性を発揮して治療やケアの方針を検討し共有するチームであることが特に重要です。

　ところが，COVID-19禍で不測の事態が起きていることも相まって，治療やケアの方針の違い（例：丁寧にケアをしたい，スピード感を求めて素早く対応したい）が職種間で生まれ，自分を抑えきれず感情を露わにしたり，軋轢が生じたり，礼儀正しさに欠けた言動や態度を目にして萎縮してしまい発言できなくなったりし，お互いを尊重し合える関係性を築けているとはいえませんでした。そして，これは看護師の離職の要因にもなっていました。

b. クラークの礼節のモデルを用いた取り組みと成果

　そこで，前述のクラークの礼節のモデルを用いて，ICUにかかわる多職種と定期的な話し合いの場をもち，課題を明らかにして解決に取り組むことにしました。多職種で主体的に自分たちの課題や価値を共有し，礼節の大切さを意識することによって，スタッフも患者も落ち着いて過ごせる環境に再構築できるのではないかと考えました。

　会議ではそれぞれのスタッフが感じているストレスをまず明らかにしました。その内容を多職種と共有することにより，6か月が経過するころにはチームとして健全な話し合いがもてるようになりました。

　また，健全な話し合いを契機に，休憩室をほっとできる場にするためにアロマを取り入れるなど，若い世代が中心になって働く環境の改善に取り組んでくれました。さらに，アンガーマネジメントや夜勤後の良質な睡眠についてのニュースレターを作成・掲示し，ストレス緩和や解消に関する知識を提供するなどして，スタッフ1人ひとりがストレスマ

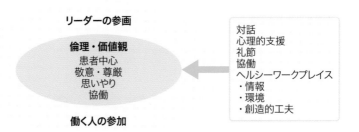

図IV-29 | WHOのヘルシーワークプレイスのモデルをもとにした3事例の検討
（WHO: Healthy workplaces: a model for action: for employers, workers, policymakers, and practitioners. 2010 をもとに作成）

ネジメントをできるように取り組みました。これらにより，スタッフの
ストレススコアが軽減し，休職者の減少という成果を得ることができま
した。

　クラークの礼節のモデルを参考にした，安心と丁寧さを大切にする定
期的な語り合いにより，ICU にかかわる医師，薬剤師，栄養士，理学
療法士，臨床工学技士とコアバリューや課題を共有することができまし
た。また，これをきっかけに，スタッフのストレスを緩和する取り組み
などが行われ，落ち着いてケアを行う環境づくりができました。

③ 成功の鍵

　今回紹介した3事例はCOVID-19禍にあっても，看護管理者の時宜
を得た取り組みによって，退職者や離職者の増加を招いていません。何
がその成功の鍵だったのかを，WHO が2010年に提示したヘルシー
ワークプレイスのモデルと照らし合わせながら解説します（**図IV-29**）。

　WHO のヘルシーワークプレイスのモデルの中心には，倫理（コアバ

リュー）と価値観にもとづくリーダーシップの発揮があげられていま
す[8]。単に問題を指摘するのではなく，忙しさの中で見失いがちな看護
職の使命を明らかにして，実践を振り返りながら，「患者中心」とはど
のようなケアのあり様が大切なのかを共有し，浸透させていった長妻ら
の取り組みです。また，COVID-19 パンデミックの発生に連動した退
職者の増加を危惧した早川の取り組みでは 1 on 1 を迅速に取り入れた
り，相手を尊重したかかわりをする礼節のプログラムを開始したりした
辻の取り組みのように看護管理者が危機に対して行動を起こすことで
す。そして，スタッフは単に何が起きているのかについて相談されたり
情報提供されたりするだけではなく，取り組みに積極的に参加できるよ
うにしたり，意見やアイデアに耳を傾け，それが実現されるようにする
ことが重要です。

　従来，ネガティブな情報を無視することは危険だと教えられてきたた
め，リーダーはポジティブな現象よりも，問題，脅威，危害が生じる可
能性にばかり目を向けがちだといわれています[3]。特に，COVID-19 パ
ンデミックは 3 年以上にわたり遷延し，医療提供の仕組みにも大きな
影響をもたらし，そこで働く医療職に大きなストレスを与え続けていま
す。クラークのモデルの左側が示しているように，高いストレスに翻弄
され感情的になって礼節を失った組織風土になる前に，看護管理者は，
患者，家族，看護師，多職種と相手を尊重したポジティブなコミュニ
ケーションを通してポジティブな人間関係を築き，ポジティブな意味づ
けにより，「思いやり」「寛容な雰囲気」「感謝の表現」に満ちたポジ
ティブな組織風土を培う努力が必要です。ポジティブ・マネジメント
は，現実に目を向けず，ただひたすらに明るい方向を見る，あるいは祈
れば叶うといったポジティブ・シンキングではなく，ポジティブ心理学
や組織開発の実証的な知見を管理や実践に活用することで，1 人ひとり
が主体的に物事に取り組めるようにして組織を活性させることです[9]。

4　私たちのウェルビーイング

　解決の糸口さえ見えない中で，不確かさに耐える力はどのように身につけるのでしょう。近年，ウェルビーイングという言葉に焦点が当てられています。日本看護協会の倫理綱領，12番目の項目に「看護職は，より質の高い看護を行うため，看護職自身のウェルビーイングの向上に努める」と記され，「看護職がより質の高い看護を提供するためには，自らのウェルビーイングをまもることが不可欠である。看護職が健康で幸福であることが，よりよい看護の提供へとつながり，対象となる人々の健康と幸福にも良好な結果をもたらす」と解説されています[10]。

　身体的，精神的，社会的に良好な状態を，広い意味で健康といい，それに加えて心の豊かな状態である幸福と社会の良好な状態をつくる福祉を合わせた，心と体と社会のよい状態がウェルビーイングです。前野らは，「楽しい，うれしいなど幸せの一部の感情に加え，やる気，思いやり，チャレンジ精神，あるいは理念や夢に賛同する心など，やりがいやつながり，利他性などにも関係する状態をウェルビーイング，よい心の状態」と解説しています[11]。さらに，COVID-19禍を経験して世界の価値観が大きく転換している中で，ウェルビーイングは，個人を対象にするだけではなく，個人と社会と地球のよりよい状態を総合的に考えるもので，人の感性や創造性に訴えかけ，他者とのつながりを大切にするというのが，心の幸せを求める世界のトレンドの1つとして述べています[12]。

　ドイツと米国のギャラップ社の報告から，ひどい上司をもつ人は無職の人よりもウェルビーイングの状態が悪いということが明らかになっています[13]。従業員のウェルビーイングを重視する組織では，マネージャーは従業員1人ひとりの状況をきちんと把握しており，危機的状

況下でも，従業員のウェルビーイングを向上させるために，個別にリソースを提供しています。危機の中で働く人々を導き，意欲をかき立て，そのうえで組織のレジリエンスを高めるためには，「希望：将来に関して明確な計画はあるか？」「安心感：自分が仕事をするために十分な態勢が整えられているか？」「信頼：上司は自分に情報を与えてくれているか？」「思いやり：組織は自分のウェルビーイングを気遣ってくれているか？」という人間の基本的特性を理解する必要があると指摘されています[14]。

　看護管理者がこれらのチカラを発揮することにより，患者・家族，看護職はもとより，支援の輪が医療チーム，組織，地域に広がるのを目の当たりにしてきました。また，それによって看護管理者が力づけられるのも目の当たりにしました。COVID-19禍を乗り越える中で，私たちはよりしなやかに，賢く，強くなるために，何を身につけたのか，何が有効だったのかを振り返りながら前に進んでいかなければならないと考えます。

※本稿は，2022 VISION ZERO Summit JapanにおけるHealth, Hygiene, and Covid-19: *How can nurses leverage Covid experience to improve worldwide Occupational health and safety (OHS)*のシンポジスト（手島）としての発表ならびに，看護のチカラ（2022）をもとにまとめたものです。

文献

1）長妻純子，手島　恵：患者中心の看護の実現―日常倫理に基づく看護の定着を目指して．第26回日本看護管理学会学術集会，2022，p.294
2）早川祥子，佐藤朋子，手島　恵：特定感染症指定医療機関の看護師が働きやすい職場環境の再構築．第26回日本看護管理学会学術集会，2022，p.273
3）Cameron KS・著，高橋由紀子・訳：困難な組織を動かす人はどこが違うのか？ POSITIVE LEADERSHIP．日本経済新聞出版社，2022，pp.116-153
4）石井遼介・著：心理的安全性のつくりかた―「心理的柔軟性」が困難を乗り越えるチームに変える．日本能率協会マネジメントセンター，2020，pp.22-23

5) Riskin A, Erez A, et al: The Impact of Rudeness on Medical Team Performance: A Randomized Trial. Pediatrics 136(3): 487-495, 2015

6) 辻　千芽，手島　恵：高度急性期医療の場で患者も看護師も安心して過ごせる環境を再構築する取り組み．第26回日本看護管理学会学術集会，2022，p.274

7) 野口綾子，井上智子：Light sedation（浅い鎮静）中のICU人工呼吸器装着患者の体験．日本クリティカルケア看護学会誌12（1）：39-48，2016

8) WHO: Healthy workplaces: a model for action: for employers, workers, policymakers, and practitioners. 2010
https://www.who.int/publications/i/item/healthy-workplaces-a-model-for-action

9) 手島　恵・編：主体性を高めチームを活性化する！　看護のためのポジティブ・マネジメント　第2版．医学書院，2018，p.10

10) 日本看護協会：看護職の倫理綱領

11) 前野隆司，前野マドカ・著：ウェルビーイング．日経BP，2022，pp.16-22

12) 前掲書11），pp.37-39

13) Clifton J, Harter J・著，古屋博子・訳：職場のウェルビーイングを高める──1億人のデータが導く「しなやかなチーム」の共通項．日本経済新聞社，2022，p.98

14) 前掲書13），pp.122-127

事例7　危機を乗り越える看護管理──ポジティブ・マネジメントの実践

おわりに

　健康とポジティブな感情についての研究が進んでいます。例えば，180名のカトリック修道女の書いた日記を対象とした研究で，日記の内容に若いころからポジティブな感情が表出されている場合は長寿と強い相関がみられることが明らかになりました[1]。また，外来患者を実験群と対照群に分け，実験群には5つの感謝リストを毎日，10週間にわたって書いてもらうという研究を，エモンズらが行いました。気分，対処行動，健康行動，身体症状および全体的な生活の評価を続けたところ，実験群では，睡眠や寝起きの爽快感の点数が他のグループに比べて有意に高くなっていました[2]。さらに，コークらの最新の研究によると，実験群としてポジティブな感情を抱く瞑想をした人は，そうでない人に比べ，迷走神経が優位になり，社会的なつながりの感覚が増していました。このような結果からコークは，身体の健康のために，気持ちをポジティブに保つように勧めています[3]。

　以前は，管理者が部下をコントロールするために情報を独り占めし，攻撃的で権威的なマネジメントスタイルでした。上司の「ジャンプしろ」との命令に，部下は，なぜですかとは問わずに「どのくらいの高さまで飛びましょうか」と，その意に沿うよう行動していました。しかし，今日の教育を受けた意欲的なナースたちは，管理者に合理性やパートナーシップを求め，模範を示し，リードし，やる気にさせてくれる人物を必要としています[4]。長期にわたって成果を出すためには，していること

が他の人にとって重要で，価値ある成果を創造していると感じられることが大切です。これにより，人の基本的な幸せや仕事に対する満足は守られます。一方，管理者のネガティブな行動は，将来の展望をむしばんでしまいます。

　1990年代の脳科学の進歩は，活動中の脳を描き出すことを可能にしました。これは，教育方法に新たな示唆をもたらしました。空腹，口渇，痛み，恥ずかしさ，混乱，あるいは多量の新しい情報に直面すると，人は脅かされ，安全を保とうと心身が反応します。このような状況下では，言葉に焦点を当てることができず，脅威に関連したシグナルに注意が向いてしまい効果的な学習は成立しません。学ぶ環境をつくるためには，親しみのある，構造化され，予測可能で，安全な状況のもとで，厳しくというより，むしろ一貫性のあるかかわりが重要といわれています[5]。これは，管理者が新人のみならず，すべての関係者に配慮すべき事柄です。

　スタッフに厳しく接したり，怒ったりする状況は，その場をしのぎ，さしあたって生き延びるレベルの対応です。楽観的に，前向きにものごとをとらえ，視野を広げて柔軟に考え，創造的に取り組むことで，成長したり持続的な変革を可能にしたりするといわれています[6]。そう，看護管理者が進化するためには，ポジティブ・マネジメントが必要になるのです。

看護職でもある Sr. キャロル・キーハンは，米国のヘルスケア改革において，子どもや社会的に弱い立場の人たちの尊厳と健康を守るためのリーダーシップが認められ，2010 年のタイム誌で“世界に影響を与える 100 名のリーダー”に選ばれました。そんな彼女はリーダーの中核的特質として，誠実さ，知性，勤勉，ユーモア，忍耐，前向きな態度を挙げています[7]。

　日本の若い世代も，ポジティブな表現には敏感です。2010 年の全国高等学校デザイン選手権大会で，札幌平岸高校の学生が発表したネガポ辞典が，人にやさしく元気になれる「心のアプリ」と評価され，アプリとして利用されているだけでなく，辞典として出版されています。例えば，ケチなどのネガティブな言葉は，やりくり上手，もの持ちがいい，エコロジー活動に積極的，などのポジティブな表現に変換されています。ネガポ辞典の効用としては，①前向きになれる，②自分に自信がもてるようになる，③苦手な人をちょっとだけ好きになれる，が挙げられています[8]。

　毎日何気なく使っている言葉は，実は自分の行動を限定したり，相手に与える印象を左右したりします。何かをしてもらったとき，すみませんではなく，ありがとうという感謝を示すポジティブな表現を使うことが，コミュニケーション能力の改善に役立つといわれています[9]。看護管理者は自分の使う言葉のパワーを認識したうえで，スタッフや周囲の

人とのコミュニケーションにおいてポジティブな表現を用いることが重要です。

　組織と感情についての研究は米国を中心に行われていますが，日本の文化の中にも，この大切さは古くから根付いています。希望を失わずにいれば幸せになれるという意味で用いられる「笑う門には福来たる」。また，仏教では「和顔愛護」という言葉があります。和やかな表情で，やさしい言葉を交わそうという意味で，温かく思いやりの心をもって支え合いましょうということです。大変なことばかり続くと，ともすれば忘れがちですが，管理者として重要な姿勢ですね。

　最後に，日本で行われた24〜32歳の14名の男性を対象とした研究を紹介します。それによると，睡眠時間4時間が5日続き，睡眠不足が蓄積された場合，否定的な感情が高まり，感情のコントロールが不安定になると報告されています[10]。

　これらの研究の知見から考えてみると，これからの看護管理者にはスタッフが前向きな気持ちで仕事に取り組めるような職場環境をつくる責務があります。それを果たすために，まず，管理者自身が毎日よく眠り，前向きな気持ちでいきいきとした態度を保ち，ポジティブな言葉で表現することを心がけてみませんか？　そして，1日の終わりに，その日の出来事を振り返り，日記に感謝リストを書く。これを6か月続けてみると，自分やまわりの大きな変化に気づくことでしょう。

1) Danner DD, Snowdon DA, Friesen WV：Positive emotions in early life and longevity: findings from the nun study. J Pers Soc Psychol 80(5): 804-813, 2001

2) Emmons RA, McCullough ME：Counting blessings versus burdens: an experimental investigation of gratitude and subjective well-being in daily life. J Pers Soc Psychol 84(2): 377-389, 2003

3) Kok BE, Coffey KA, et al：How positive emotions build physical health: perceived positive social connections account for the upward spiral between positive emotions and vagal tone. Psychol Sci 24(7): 1123-1129, 2013

4) Pugh BJ, Woodward-Smith M・著, 井部俊子・訳：ナースマネジャー 部下とよりよい関係をつくる実践ガイド 第2版. 日本看護協会出版会, 1997, pp.104-163

5) Bruce PD：Fear and Learning:Trauma-Related Factors in the Adult Education Process. Johnson S, Taylor K(eds): The Neuroscience of Adult Learning. Jossey-Bass, 2006, pp.21-27

6) Fredrickson BL, Cohn MA: Positive Emotion. Lewis M, Haviland-Jones JM, Barrett LF(eds): Handbook of Emotion 3rd ed. The Guilford Press, 2008, pp.777-796

7) Keehan C：これからの看護管理に求められるリーダーシップ, 看護学テキスト NiCE 看護管理学. 南江堂, 2013

8) ネガポ辞典制作委員会・著：ネガポ辞典―ネガティブな言葉をポジティブに変換. 主婦の友社, 2012, pp.4-5

9) 河野英太郎・著：99％の人がしていないたった1％の仕事のコツ. ディスカヴァー・トゥエンティワン, 2012, pp122-123

10) Motomura Y, Kitamura S, et al：Sleep debt elicits negative emotional reaction through diminished amygdala-anterior cingulate functional connectivity. PLoS One 8(2): e56578, 2013

この本を読んで，自分のものの見方，言動，態度など，ポジティブに変えてみようと思ったことを下記に挙げ，中表紙の 😊 の目を1つ黒く塗りましょう。

変えてみたいと思うこと（　　月　　日）

1か月後の変化（　　月　　日）
自分自身や，まわりの変化について気づいたことを書きましょう。

3か月後の変化（　　月　　日）
自分自身や，まわりの変化について気づいたことを書きましょう。

6か月後の変化（　　月　　日）
自分自身や，まわりの変化について気づいたことを書きましょう。
望みが叶ったら，中表紙の 😊 のもう1つの目を黒く塗りましょう。

おすすめの本

1. Clifton DO, Nelson P・著, 宮本喜一・訳：強みを活かせ―あなたの才能を伸ばす知恵. 日本経済新聞社, 2001

2. Cooperrider D, Whitney D・著, 本間正人・監訳, 市瀬博基・訳：AI「最高の瞬間」を引きだす組織開発. PHP エディターズグループ, 2006

3. 島井哲志・編：ポジティブ心理学― 21 世紀の心理学の可能性. ナカニシヤ出版, 2006

4. 高間邦男・著：組織を変える「仕掛け」―正解なき時代のリーダーシップとは. 光文社, 2008

5. Lopex SJ, Snyder CR：Oxford Handbook of Positive Psychology, Second Edition. Oxford University Press, 2009

6. Fredrickson BL・著, 植木理恵・監修, 高橋由紀子・訳：ポジティブな人だけがうまくいく3：1の法則. 日本実業出版社, 2010

7. Peterson C・著, 宇野カオリ・訳：ポジティブ心理学入門―「よい生き方」を科学的に考える方法. 春秋社, 2012

8. Kouzes JM, Posner BZ・著, 金井壽宏・監訳, 伊東奈美子・訳：リーダーシップ・チャレンジ. 海と月社, 2010

9. Achar S・著, 高橋由紀子・訳：幸福優位 7 つの法則―仕事も人生も充実させるハーバード式最新成功理論. 徳間書店, 2011.

10. Whitney D, Trosten-Bloom A, Rader K・著, 市瀬博基・訳：なぜ, あのリーダーの職場は明るいのか？ ポジティブ・パワーを引き出す 5 つの思考法. 日本経済新聞出版社, 2012

11. 松村啓史：アートにあふれる看護のリーダー湿布. メディカ出版, 2012

12. Rath T, Conchie B・著, 田口俊樹, 加藤万里子・訳：ストレングス・リーダーシップ―さあ, リーダーの才能に目覚めよう. 日本経済新聞出版社, 2013

13. Spreitzer GM, Cameron KS：Oxford Handbook of Positive Organizational Scholarship. Oxford University Press, 2011

14. Gergen KJ・著, 東村知子・訳：あなたへの社会構成主義. ナカニシヤ出版, 2004

15. 玄田有史・著：希望のつくり方. 岩波書店, 2010

16. 木下　勇・著：ワークショップ―住民主体のまちづくりへの方法論. 学芸出版社, 2007

17. 堀　公俊, 加藤　彰・著：ワークショップデザイン―知をつむぐ対話の場づくり. 日本経済新聞出版社, 2008

18. 中原　淳・編著：企業内人材育成入門. ダイヤモンド社, 2006

19. Schön DA・著, 柳沢昌一, 三輪建二・訳：省察的実践とは何か―プロフェッショナルの行為と思考. 鳳書房, 2007

（手島, 市瀬のおすすめリスト）

索引